KREUZNACH

ET

SES SOURCES MINÉRALES.

PAR

le Dr FERDINAND WIESBADEN,
médecin praticien à KREUZNACH.

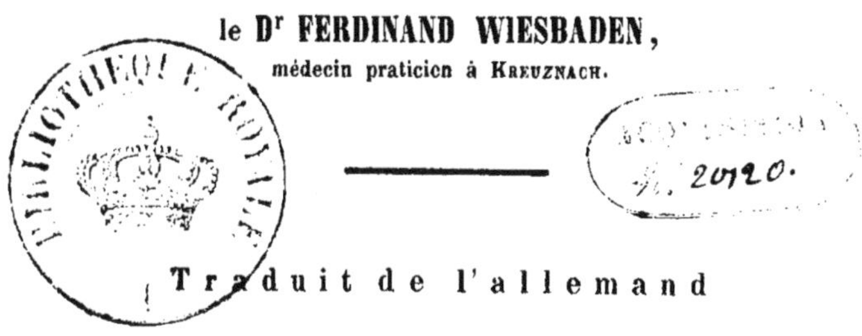

Traduit de l'allemand

par

le Dr H. Hertz.

FRANCFORT s/M.
LIBRAIRIE DE J. C. HERMANN.

PARIS & STRASBOURG
CHEZ Mrs TREUTTEL & WÜRTZ.
1844.

Préface.

Il y a principalement deux motifs qui puissent engager un auteur à écrire un ouvrage sur les sources minérales, c'est de contribuer à répandre leur rénommée ou de fonder la sienne, et il se peut même que ces deux raisons-là y agissent en même tems. Il est vrai que l'un de ces motifs n'est pas des plus généreux en prenant son origine dans un amour-propre excessif peut-être et dans les intérêts particuliers de l'écrivain. Mais il faut prendre en considération que le médecin des eaux doit en quelque sorte une profession de foi médicale à ses confrères étrangers afin de gagner leur confiance en exposant ses vues et convictions scientifiques. Si le baigneur veut étudier dans un ouvrage spécial les sources minérales dont il espère la guérison, le médecin des eaux hésitant dans le choix du livre à recommander, aimera à lui présenter un livre qu'il a composé lui-même. Toutes ces raisons-là concourent à faire comprendre comment chaque jour voit éclore quelque ouvrage nouveau sur les sources minérales, et pourquoi leur nombre va croissant de jour en jour. Quand même je ne saurais nier que des motifs de telle nature ne m'aient stimulé à prendre la plume, le lecteur voudra bien juger par lui-même si j'ai été seulement mû par un sentiment d'intérêt personnel et quelle est la part que j'ai apportée par mon travail à approfondir les qualités de nos sources.

J'ai tâché de mon mieux à réunir dans l'espace serré de ce livre tout ce qui peut servir à donner même à ceux qui ne sont pas médecins, une idée claire des effets des sources minérales en général et en particulier de ceux de Kreuznach. Tout ce qui serait trop spécial n'y est pas traité à fond, en me rattachant plutôt à des principes généraux, dont découlent les règles pratiques sur l'usage de nos sources qui est circonscrit dans des limites étroites et fixées.

Finalement j'exprime le désir que ce petit livre puisse trouver bien des lecteurs et bien ceux qui sachent apprécier mon travail à sa valeur, ce que les juges compétens dans le monde médical ne manqueront pas de faire. L'auteur sera suffisamment recompensé de sa peine par l'espoir que maint lecteur y puisera l'instruction et les conseils nécessaires, ou trouvera quelque agrément à le lire.

Kreuznach, le 31 janvier 1844.

Table des matières.

PARTIE TOPOGRAPHIQUE ET D'HISTOIRE NATURELLE.

Ier CHAPITRE.

Kreuznach et ses environs.

IIe CHAPITRE.

Les sources minérales et les établissemens de bains.

PARTIE MÉDICALE.

Ier CHAPITRE.

De l'efficacité des sources minérales de Kreuznach.

IIe CHAPITRE.

De l'emploi thérapeutique des sources minérales de Kreuznach.

IIIe CHAPITRE.

Règles pratiques sur l'usage des sources minérales de Kreuznach.

PARTIE TOPOGRAPHIQUE

ET

D'HISTOIRE NATURELLE.

Ier CHAPITRE

Kreuznach et ses environs.

I. DESCRIPTION TOPOGRAPHIQUE ET HISTORIQUE.

La ville de Kreuznach est située à 8 lieues de Mayence, à 10 de Wiesbade et à 16 de Francfort, sur le territoire du cercle de régence de Coblence, qui fait partie de la Prusse rhénane et aux deux bords de la Nahe, qui se jette au-dessous de Bingen dans le Rhin. Ce n'est que depuis bien peu de tems que les voyageurs commencent à fréquenter la vallée de la Nahe; car les bords délicieux du Rhin ont formé jusqu'ici la grande route, où se pressaient les touristes de tous les peuples qui se contentaient de jeter des hauteurs du Niederwald un regard furtif sur la vallée de la Nahe, et d'admirer de loin les cimes élevées des montagnes qui couronnent l'horizon au Midi de Kreuznach. Depuis, les choses se sont bien changées et les voyageurs nombreux qui arrivent à Bingen par les bateaux à vapeur prennent les voitures prêtes à tout instant pour être conduits aussitôt par la ville et le pont de Drusus dans le vallon de la Nahe. C'est ici qu'un tableau des plus riants se dégage à la vue et que le voyageur se réjouit des charmes variés d'une nature pittoresque. Les collines couronnées de vignes y sont entourées de prairies fécondes et les riches campagnes sont entrecoupées par les villages, qu'on découvre de tout côté. Quand on est arrivé sur la hauteur de la Laye, Kreuznach se présente déjà à la vue au fond de la vallée, et le voyageur plus ou moins impatient d'arriver, descendra après un petit quart d'heure dans un des hôtels ou une des maisons particulières prêtes à le recevoir.

La première impression que fait Kreuznach sur l'étranger n'est pas des plus favorables. Celui qui est accoutumé aux rues larges et droites des villes modernes n'aimera peut-être pas une ville dont les rues sont, en grande partie, étroites et tortueuses. L'on y voit encore beaucoup de maisons aux angles saillants qui ne forment pas de ligne droite et datent du vieux tems, où chacun élevait des bâtimens à sa fantaisie suivant ses caprices et ses besoins sans consulter ceux du voisin, auquel il interceptait la lumière et la vue. Ce n'est que dans les derniers tems que l'on a commencé de donner une meilleure apparence à la ville et que l'on tâche de remédier à bien des inconvéniens et défauts qui plutôt palliés que redressés ne s'effacent pas sitôt.

La Nahe, qui vient de Sud-Ouest, divise la ville en deux parties inégales, la nouvelle ville et la vieille ville, jointes par un pont de pierre qui traverse de même l'île formée par les bras de la Nahe et située entre les deux parties de la ville. C'est dans la partie supérieure de l'île que se trouvent les sources minérales, tandis que la partie inférieure forme le parc ombrageux de Kiski.

Parmi les édifices publics, dont la ville n'a pas affluence, il n'y en a point qui soient bien remarquables par leur architecture. La principale église luthérienne située sur l'île des bains s'élève sur les débris de l'église magnifique de Sponheim, détruite par les Français dans les guerres du dix-septième siècle, dont les restes d'un style pur et gothique se font encore admirer par les connaisseurs. La seconde église luthérienne est vis-à-vis de celle-là sur la rive droite de la Nahe. Quant au culte catholique, l'église de St-Nicolas est dans la nouvelle ville, l'église de St-Wolfgang dans la vieille ville à côté de l'ancien couvent des Franciscains, dans lequel se trouve aujourd'hui le gymnase fondé en 1818. Pour le culte des israélites, il y a de même une synagogue. L'ancien Hôtel-de-Ville sur la place du Marché qui sert maintenant à l'usage particulier des habitans, est orné d'une petite tour et d'une plate-forme dans le style gothique, qui attire les regards des étrangers et nous rappelle les terreurs de la guerre de Trente ans. Les constructions nouvelles hors les portes de la ville et sur l'île des bains sont en général d'un goût plus moderne et l'on peut espérer qu'une ville toute nouvelle y surgira avec le tems.

Kreuznach est la ville principale du cercle de Kreuznach, et compte plus de 8000 habitans. C'est le lieu où toutes les autorités préposées au cercle résident; les bureaux du conseiller provincial ainsi que ceux de la douane et de la poste s'y trouvent. Les affaires intérieures de la ville sont dirigées par un bourgmestre et un conseil municipal. La ville possède depuis l'an 1818 un collège excellent, et l'industrie et le commerce y fleurissent.

Kreuznach manque de promenades publiques, mais ses environs magnifiques l'en dédommagent abondamment. C'est par ses nouvelles plantations arrangées avec bien du goût et par la maison de bains y construite, que l'île des bains formera bientôt le centre de la société, et c'est dans les ombres du parc de Kiski qu'on trouve dans les jours d'été un asyle contre la chaleur.

Il est permis aux étrangers de fréquenter le jardin du Casino avec ses promenades variées, ses salles de société et son cabinet de lecture; l'entrée du parc de Récum est de même libre et ouverte à tout le monde.

L'on ne cesse de faire disparaître tout ce qui est vieux et délabré et de mettre à sa place ce que le tems moderne vient de créer. Une commission réunie à cet effet s'est proposé le but d'embellir les alentours de Kreuznach, afin de leur procurer tous les agrémens et toutes les commodités de la vie que le goût raffiné des étrangers désire retrouver même au milieu des charmes de la vie champêtre. L'on voit faire partout des routes et des chemins; des sentiers qui serpentent doucement autour des montagnes et des routes praticables permettent aux voitures de se rendre sur les sommets les plus escarpés, où des bancs de gazon ou de pierre invitent le piéton au repos pour jouir des vues pittoresques qui s'y étalent.

L'histoire de Kreuznach remonte à ces tems où la domination romaine s'étendit du Tigris jusqu'au Rhin, du Nil jusqu'à la Tamise, et où les légions victorieuses franchirent les limites les plus reculées du monde ancien connu.

Quoi que nous n'ayons pas de preuves historiques de ce que les Romains aient eu un établissement durable dans les contrées, où le pays des Vangions et des Tréviriens se touchait, nous avons cependant des preuves irrécusables de ce que les Romains ont habité un jour ce terrain ce qui est mis hors de doute et attesté par les monnaies, les tombeaux et les urnes cinéraires dispersées et trouvées dans les environs de Kreuznach. C'est dans la plaine de Planig que la construction ancienne, nommée *Heidenmauer*, nous fait reconnaître les débris d'un fort romain, qui doit avoir servi de rempart contre les invasions des Germains, jusqu'à ce que la bataille de Soissons en 486 vint abattre l'aigle romain dans son vol audacieux. Après la chûte et la dissolution de l'empire romain, les Francs et les Allemannes se disputaient la domination jusqu'à ce que ceux-là remportèrent enfin la victoire et restèrent maîtres du pays. C'est durant le tems de ces combats que la ville doit avoir été fondée, dont le nom *(Crucinacus, Crucinacum)* se rencontre pour la première fois dans les documens des empereurs carlovingiens qui possédaient ici un palais et chassaient souvent dans les forêts voisines du Soon. Lors du partage de Verdun (843), Kreuznach avec le pays de la Nahe échut à Louis le Germain. Depuis ce tems-là, la ville changeait souvent de maître; de la possession de l'empereur, elle passa d'abord dans celle des comtes du pays de la Nahe, puis elle fut tenue en fief des raugraves et wildgraves, plus tard elle faisait partie tantôt de l'évêché de Speier et tantôt de l'électorat de Trèves, et, après des destinées bien chancelantes et incertaines la ville devint en suite d'un héritage (1246) la propriété des comtes de Sponheim, établis alors depuis longtems aux bords de la Nahe. C'est depuis la domination de ces puissans seigneurs que date le commencement de l'importance croissante de Kreuznach et de son agrandissement. Fortifiée et ceinte par des fossés et des murailles, il s'éleva la nouvelle ville — qui porte encore aujourd'hui ce nom — au pied du château de Kauzenberg, dont les tours dominaient le pays et défiaient l'ennemi. — Le pont de pierre d'une architecture vraiment grandiose et qui repose sur sept piliers, fut bâti l'an 1300 pour mettre en communication la nouvelle ville avec la partie ancienne de la ville. Les ruines de l'église de Wörth, aujourd'hui encore dignes de notre admiration, font foi des sentimens religieux des comtes de Sponheim, et témoignent de la beauté des ouvrages de ce tems-là. Les seigneurs de Sponheim gouvernaient depuis le pays avec justice et douceur en dotant leurs sujets de maints droits et privilèges. Bien que Kreuznach ne fût pas épargné durant le règne des seigneurs de Sponheim de maladies épidémiques, de siéges et d'incendies, suites inévitables des guerres qui ne cessaient de désoler alors le pays, le nombre des habitans s'accrut cependant et la ville prospéra. Cet heureux état de choses que les habitans devaient à la protection et à l'administration de leurs excellens maîtres leur inspirait un attachement et un dévouement à toute épreuve, qui ne fit pas défaut lorsqu'il s'agissait de sacrifier corps et biens à la défense de leurs princes bienaimés. L'on voit encore de nos jours le lion de pierre érigé au haut de la montagne de Kauzenberg en mémoire de l'action héroïque de Michel Mort, qui, pour sauver son maître, le comte Jean de Sponheim, dans les guerres sanglantes contre l'archevêque Werner de Mayence sacrifia sa vie en 1279 dans la bataille de Gensingen.

Après un règne heureux de deux cents ans, la maison de Sponheim s'éteignit avec le comte Simon IV, qui en fut le dernier rejeton mâle, et, suivant les dispositions de sa fille, la comtesse héréditaire Elisabeth, le pays de Kreuznach se partagea alors entre le comté de Bade, le palatinat de Simmern et le palatinat électoral, de sorte que Bade et Simmern reçurent chacun deux cinquièmes du territoire, tandis qu'un cinquième échut au palatinat électoral. Ce partage même ne fit qu'augmenter la prospérité de la ville, dont la population s'élevait peu à peu à 1800 familles et qui fut embellie par un palais magnifique qui s'étendait de la porte de Bingen jusqu'à celle de Rüdesheim. Toutes les branches du commerce et de l'industrie se développaient sous la protection de traités favorables, et les habitans jouissaient de l'aisance et du bien-être qui sont les effets naturels d'une paix peu troublée jusqu'aux tems de la discorde où la guerre de Trente ans vint mettre un terme à leur prospérité et détruisit tous les trésors et richesses qu'ils avaient accumulés dans les jours fortunés de la paix. Ce fut en 1620 que les Espagnols sous le général marquis Spinola prirent possession de la ville pour l'administrer au nom de l'empereur jusqu'à ce que le roi de Suède, Gustave-Adolf, vint l'affranchir après avoir emporté d'assaut le château-fort de Kauzenberg. Mais cet état de choses ne fut pas de longue durée, car le général espagnol Gallas s'empara de la ville quatre ans après. Comme une partie de la ville appartenait au margrave de Bade, qui avait toujours été allié fidèle de l'empereur, la ville fut déclarée neutre et placée sous le gouvernement commun du margrave de Bade et du comte palatin de Simmern. La ville fut occupée l'an 1639 par l'armée de Weimar, laquelle, soutenue par la garnison du château-fort et secondée par les troupes françaises repoussa les attaques réitérées des Espagnols; elle fut donnée en 1644 par les Français aux comtes palatins de Simmern. Kreuznach changea ainsi de maître en maître et ne fut rendue à ses souverains légitimes qu'après la paix de Westphalie, qui procura à la ville pour quelque tems un repos passager.

La ligne des comtes palatins de Simmern s'éteignant en 1637, sa part de souveraineté passa à la maison électorale, dont le dernier rejeton mâle, Charles, vint aussi à mourir en 1685. C'est ce qui fit que sa sœur Elisabeth, épouse du duc Philippe d'Orléans, réclama ses droits héréditaires que le duc fit valoir à main armée. Lorsque les armées victorieuses de Louis XIV dévastèrent les riches campagnes du palatinat, les villes en cendres et le pays saccagé portaient un témoignage douloureux de la barbarie de ces tems funestes. Le château-fort, la ville, le palais, tout devint la proie des flammes en 1689; tous les châteaux-forts des alentours furent abattus, l'église superbe de Sponheim fut détruite de fond en comble, et le pillage et les contributions appauvrissaient les habitans.

Kreuznach fut delivré de ses souffrances par la paix de Ryswick, qui le rendit en 1697 à son souverain légitime, l'électeur Jean-Guillaume de Neubourg. Celui-ci tâchait de son mieux d'améliorer et de relever la situation de ses sujets accablés de malheurs. C'est par des négociations entamées avec les comtes de Bade qu'il parvint à se rendre maître en 1707 de toute la partie antérieure du comté de Sponheim, et c'est par ses soins que le commerce recommença à fleurir et que des jours plus heureux revinrent pour la ville. L'électeur ne pouvait cependant pas réaliser tout ce qu'il avait voulu faire pour le bien de la ville, et les inondations de 1725 et 1784, qui portaient la désolation partout et ravageaient le pays, ne manquaient pas de ralentir les progrès de la prospérité renaissante de sorte que la ville ne comptait en 1786 que 619 petites maisons et 3000 habitans.

Les bouleversements et commotions de la révolution française se firent aussi sentir à Kreuznach qui éprouvait longtems toutes les vicissitudes et horreurs de la guerre. Les passages continuels de troupes, les contributions, le pillage et les vexations d'une soldatesque effrénée épuisaient la ville, dont les rues devinrent même le théâtre de combats, jusqu'à ce que la paix de Luneville vint incorporer en 1801 la ville à la France, où le pays fut adjoint au département du Rhin et de la Moselle. Depuis ce tems-là Kreuznach prit un essor tout nouveau et les pertes essuyées durant les guerres se réparèrent bientôt; car les productions de ses riches campagnes trouvèrent depuis des débouchés favorables et la prospérité s'accrut à proportion de l'état florissant du commerce. Après la victoire des alliés en 1814 la ville fut administrée d'abord provisoirement par une commission mixte d'Autrichiens et de Bavarois, qui y siégeait, jusqu'à ce qu'elle fut incorporée l'année suivante au royaume de Prusse. C'est au règne glorieux de feu le Roi Frédéric-Guillaume III que Kreuznach doit sa fortune actuelle et le dégré de prospérité qu'il n'avait jamais atteint auparavant. L'agriculture, le commerce et l'industrie florissaient depuis, des fabriques s'établirent partout, l'instruction se répandit dans toutes les classes de la population par un enseignement qui répond à tous les besoins de l'époque, et les sources minérales, découvertes en 1832, ne pouvaient que contribuer à la prospérité de la ville, à laquelle un avenir des plus brillants est assuré.

Nous allons maintenant quitter la ville animée par une activité industrieuse pour conduire l'étranger sur les montagnes et aux ruines des châteaux qui nous font revivre les histoires du moyen-âge. Quel charme repose sur le tableau délicieux du paysage où tout se réunit pour former les sites les plus romantiques! Immédiatement derrière la nouvelle ville est situé le Schlossberg portant les ruines du château-fort de Kauzenberg aujourd'hui parsemées de vignobles. Le lion de pierre, qui regarde dans le vallon nous y rappelle le dévouement de Michel Mort. Il ne reste que quelques débris épars du château qui, jadis la résidence des magnanimes comtes de Sponheim, a été pris d'assaut plus tard par Gustave Adolphe, le grand roi de Suède.

Le pavillon de Récum forme la frontière des montagnes de la Haart, qui se continuant à travers la vallée des salines s'élèvent jusqu'au sommet du Rothenfels qui nous frappe d'admiration par ses rochers gigantesques et présente les plus beaux points de vue. La chaîne des montagnes du Rheingrafenstein se prolonge sur la rive droite de la Nahe en s'élevant peu à peu du Sud-Est et en se terminant où la Gans fend les nues.

Du côté du Midi montent au ciel les rochers escarpés du Rheingrafenstein, au pied desquels la Nahe coule ses eaux limpides. Sur la pointe la plus élevée nous remarquons aujourd'hui les ruines du château remarquable par la hardiesse téméraire des fondateurs, les comtes de Stein, qui le firent bâtir dans le treizième siècle. Ceux-ci héritèrent des domaines des anciens rhingraves et en s'alliant par mariage aux wildgraves, qui occupaient les bords de la Nahe, ils prirent ensuite le surnom de rhingraves et wildgraves et se faisaient craindre depuis par leur puissance. Le château partagea en 1689 le sort de toutes les autres places fortifiées et fut détruit par les Français victorieux. Le château d'Ebernbourg où naquit François de Sickingen était situé sur un cône de porphyre entre Rheingrafenstein et Rothenfels, et dans les tems orageux il offrait souvent un asyle aux reformateurs persécutés. C'est là qu'Ulrich de Hutten trouvait longtems un refuge; il donna même à ce château le surnom „d'Auberge de la justice.“ Après la fin tragique de François à Landstuhl en 1523 le château fut pris par les vainqueurs et après avoir été fortifié de nouveau par les Français dans la guerre de succession d'Orléans, il fut rasé entièrement après la paix de Ryswick. Le propriétaire actuel des ruines tâche de tirer profit du terrain, car il y fit construire un nouveau bâtiment d'un ancien goût, du haut duquel on jouit d'un coup-d'œil ravissant sur la vallée. En longeant les bords de la rivière d'Alsenz l'on traverse une vallée charmante et l'on arrive enfin au village de Baumberg, près duquel s'élèvent sur des rochers à pic les ruines des châteaux de Kronenbourg ou Altenbaumbourg. Un peu plus éloigné et à trois lieues de Kreuznach est située la petite ville d'Obermoschel au pied de la montagne de Landsberg qui se distingue par les ruines d'un vieux château et par ses mines de vif-argent. Un autre chemin conduit d'Ebernbourg par Bingart à la montagne de Lemberg qui est ceinte de forêts centénaires.

Quand on quitte la vallée des salines et qu'on prenne la direction opposée hors la porte de Rudesheim d'autres points intéressans fixent nos regards. En passant par Hargesheim, Gutenberg et Wallhausen l'on parvient au village de Dalberg, que dominent les ruines du château de Dalberg. Ce fut la résidence de la maison ancienne et illustre des Dalberg, où les descendants de cette famille demeuraient jusqu'à peu de tems avant la révolution, où le château menaçant ruine fut démoli. Spabrucken renommé par les pélérinages qu'on y fait est situé tout près de là. En passant par Rudesheim et Mandel l'on arrive à deux lieues de la ville au village de Klostersponheim portant le nom du couvent qui existait jadis ici et dont l'église, qui date du onzième siècle s'est conservée jusqu'à nos jours. Ce fut le savant abbé et écrivain Trithénius qui se rendit célèbre parmi les contemporains du quinzième siècle et qui fit la gloire de cette abbaie. Le village de Burgsponheim se trouve à un quart de lieue de l'église et au pied d'une montagne surmontée de quelques ruines, restes du château de Sponheim.

Les ruines du château de Böckelheim, qui fut jadis la résidence des ducs de la Franconie rhénane, sont tout près de la Nahe sur un rocher à pic et c'est dans ce château que l'empereur malheureux Henri IV fut tenu enfermé par son fils Henri V qui lui succéda dans l'empire.

Entre les rivières de la Nahe et du Glan s'élèvent tout près du village de Staudernheim les ruines de l'ancien couvent de Disibodenberg, qui, à ce qu'on dit, a été fondé dans le sixième siècle par la piété d'un Irlandais nommé Disibode. Les ruines, aujourd'hui la propriété d'un particulier, vont être transformées entièrement. Quand on remonte la Nahe vers sa source l'on parvient par Sóbernheim aux ruines magnifiques du château de Dhaun et en passant par Kirn où sont les ruines du vieux château de Kyrbourg, résidence primitive des princes de Salm-Kyrbourg, l'on arrive à Oberstein renommé par ses sites pittoresques et les agates qui y sont taillées.

Du côté Nord-Est de Kreuznach le chemin conduit à la montagne de Munchberg plantée de vignes et couverte de champs fertiles. C'est en passant par les villages de Windesheim et de Schweppenhausen abondans d'arbres fruitiers et à travers la vallée romantique du Guldenbach encaissée par les montagnes qu'on arrive à la petite ville de Stromberg, qui est dominée d'un côté de la Fustenbourg jadis la résidence des Fust de Stromberg de l'autre du Goldenfels, dans les ruines duquel s'élève un monument simple élevé à la mémoire de Gauvain, officier prussien qui en combattant contre les Français y trouva une mort glorieuse en 1793. Un peu plus loin dans la vallée se trouvent les forges de Sahler et de Pouricelli. En prenant le chemin à côté du Munchberg l'on arrive par Winzenheim à la ferme de Heidenparc, d'où l'on a le Rhin en perspective. L'ermitage abandonné maintenant avec son église et ses cellules taillées dans le roc se cache dans la vallée solitaire, qui est ombragée de forêts et traversée par le Guldenbach. Sur la rive droite de la Nahe et dans la direction de Sud à Sud-

Est s'élèvent les montagnes du Galgenberg, qui, formant la continuation du Rheingrafenstein, se prolongent jusqu'à Bosenheim qui est entouré de vignes et où de riches campagnes et de nombreux villages se présentent de tout côté à la vue.

II. KREUZNACH SOUS LE RAPPORT DU CLIMAT.

Comme la situation et les environs d'une ville exercent une influence plus ou moins salutaire sur la santé des habitans, l'étranger, qui va fréquenter Kreuznach, se convaincra facilement que notre ville réunit toutes les conditions favorables aux malades. Le climat doux et tempéré qui y règne produit la végétation la plus luxurieuse dans une contrée, qui se distingue par les beautés d'une nature pittoresque. La Nahe et plusieurs ruisseaux qui arrosent la vallée, y tempèrent la chaleur étouffante des jours d'été. Il n'y a nulle part des eaux stagnantes ni des marais d'où émanent les vapeurs qui produisent les fièvres intermittentes, maladies, qui ne se rencontrent guères chez nous et ne viennent que de dehors à Kreuznach. Des maladies épidémiques désolent rarement le pays, et quand il y en a, elles n'ont pas de caractère dangereux. La température moyenne, qui est celle du milieu de l'Allemagne, est bien douce et n'est guères exposée à des changemens brusques et des transitions subites d'un extrême à l'autre. Les vents rudes et âpres venant du Nord-Est soufflent rarement durant l'été, où les vents du Sud-Ouest amènent la pluie qui rafraîchit. Le soleil commence tous les jours à verser de bonne heure sa lumière bienfaisante sur la vallée, qui n'est point bornée de montagnes à l'Est, tandis que les montagnes à l'Ouest font disparaître bien tard le jour. La vigne est cultivée avec succès sur les collines et montagnes où se produit un vin excellent; les meilleures espèces de fruits, même des amandiers et des marronniers croissent et prospèrent en plein air, ce qui prouve la douceur et l'égalité du climat.

III. KREUZNACH SOUS LE RAPPORT DE LA GÉOLOGIE.

Quel que soit l'intérêt que prennent les connaisseurs aux rapports géognostiques de la vallée je ne suis pas assez initié aux détails spéciaux de la stratification des différentes espèces de roches pour dire quelque chose de nouveau sur ce qui n'est pas intimement lié avec l'efficacité médicale de nos sources et ce qui serait trop étranger à mes fins pour que je fasse suivre ici un résumé étendu de ces recherches scientifiques. L'on trouvera les points les plus intéressans touchant ces questions réunis dans un travail de Burkart qui est inséré dans l'ouvrage de Nöggerath „Les Provinces rhénanes et la Westphalie," auquel une carte géognostique du district de Kreuznach est jointe. Je vais cependant essayer de tracer une esquisse légère sur ce sujet et je commence par dire qu'au Nord de Kreuznach sur la rive gauche de la Nahe s'appuient à la chaine des montagnes schisteuses rhénanes des couches de grès ancien, auquel s'adjoint le grès bigarré, tandis que des couches de coquilles fossiles calcinées s'étendent sur la rive droite de la Nahe. Déjà à Windesheim à une lieue de Kreuznach il y a du schiste argileux et du quartz mêlé de schiste et de mica, qui s'étend jusqu'aux montagnes du Hundsrucken et s'unit près de Stromberg à un lit de roches calcaires, dont on fit jadis les colonnes bigarrées et marbrées, qui se trouvent dans l'église des Jésuites de Mannheim.

C'est au Midi de Kreuznach que s'élève la chaîne de montagnes de porphyre qui prennent naissance sur la rive gauche de la Nahe vis-à-vis de la source d'Elisabeth et en s'élançant rapidement en haut forment les montagnes considérables de la Haart, auxquelles s'appuie immédiatement le grès bigarré du Schlossberg. Ces montagnes de porphyre ne s'élèvent que peu à peu du côté du Sud-Est sur la rive droite de la Nahe, où elles atteignent une hauteur fort considérable. Leur point le plus élevé qui est près de la saline Carlshalle est haute de 947 pieds et s'appelle la Gans. — Ces deux chaînes de montagnes se continuent vers Sud-Ouest en formant sur la rive gauche de la Nahe le Rothenfels, qui est ceint de rochers hérissés de pointes, et sur la rive droite les deux rochers gigantesques du Rheingrafenstein, qui s'élèvent du fond de la Nahe, ainsi que le rocher d'Altenbaumberg, auquel des terrains de grès de houille s'appuient. La montagne du Lemberg du côté du Sud-Ouest située sur la rive droite de la Nahe contient des mines de vif-argent, qui étaient exploitées jadis avec succès. L'exploitation des nombreux filons de minerais de vif-argent du Moschellandsberg près d'Obermoschel avait été bien reprise par une société d'actionnaires anglais mais elle est abandonnée depuis peu de tems. Il y a aussi des montagnes de houille et de grès de houille sur la rive gauche de la Nahe apparaissant d'abord à Niederhausen, Norheim, Traisen en passant sur la rive droite près du château d'Ebernbourg, qui est situé sur un cône de porphyre. L'on a commencé dans les derniers tems à exploiter ces mines de houille, dont on espère de grands avantages pour le pays. Quant à l'âge des différentes formations de roches il est hors de doute que la formation du porphyre de la vallée de la Nahe ne soit antérieure à celle du grès bigarré ; car il se manifeste clairement à la lisière du Schlossberg et de la Haart que les couches de grès bigarré reposent sur le porphyre.

IV. KREUZNACH SOUS LE RAPPORT DE LA BOTANIQUE.

L'amateur de la botanique ne manquera de trouver dans nos environs de quoi satisfaire son goût. Le pharmacien Feld a composé le registre suivant de plantes sauvages de notre contrée, qui pourra servir de guide dans les excursions :

Acer campestre.
„ monspessulanum.
Acorus Calamus.
Actæa spicata.
Adonis autumnalis.
„ æstivalis.
„ flammea.
„ vernalis.
Adoxa moschatellina.
Ajuga Chamæpitys.
„ pyramidalis.
Allium ursinum.
„ sphærocephalum.
„ rotundum.
Althæa hirsuta.
Alyssum saxatile.
„ montanum.
„ calicinum.
Androsace maxima.
„ elongata.
Anemone ranunculoïdes.
„ sylvestris.
Anthericum Liliago.
„ ramosum.
Antirrhinum Orontium.
Aquilegia vulgaris.
Arabis brassicæformis.
„ hirsuta.
„ arenosa.
Aristolochia Clematidis.
Aronia rotundifolia.
Arum maculatum.
Asarum europæum.
Asperula odorata.
„ galioïdes.
Atropa Belladonna.

Barkhausia fœtida.
Biscutella lævigata.
Bupleurum falcatum.
„ rotundifolium.
Butomus umbellatus.

Calamintha officinalis.
Cardamine impatiens.
„ amara.
„ hirsuta.
Caucalis daucoïdes.
„ latifolia.
Centaurea Calcitrapa.
„ solstitialis.
„ montana.
Cheiranthus Cheiri.
Chrysanthemum corymbosum.
Chrysocoma Linosyris.
Chrysosplenium oppositifolium.
„ alternifolium.
Cineraria campestris.
Circæa lutetiana.
Conyza squarrosa.
Coronilla varia.
Corrigiola littoralis
Corydalis cava.
„ solida.
Cotoneaster vulgaris.

Datura Stramonium.
Dentaria bulbifera.
Dianthus Armeria.
„ cæsius.
Dictamnus albus.
Diplotaxis tenuifolia.
Draba muralis.

Echinospermum Lappula.
Epipactis ensifolia.
„ pallens.
Erysimum orientale.
„ crepidifolium.
Erythræa pulchella.
Eupatorium cannabinum.
Euphorbia Lathyris.
Euphrasia lutea.
Evonymus europæus.

Galeopsis grandiflora.
Galium cruciatum.

Galium sylvaticum.
Genista sagittalis.
Gentiana ciliata.
Geranium lucidum.

Heliotropium europæum.
Helosciadium nodiflorum.
Hesperis matronalis.
Himantoglossum hircinum.
Hippocrepis comosa.
Hypericum hirsutum.
" montanum.
" pulchrum.

Iberis amara.
Inula dysenterica.
" germanica.
" hirta.
" media.
" salicina.
Iris germanica.

Lactuca saligna.
" perennis.
Lepidium graminifolium.
Linaria Cymbalaria.
" arvensis.
" Elatine.
" spuria..
Linum tenuifolium.
Lithospermum officinale.
" purpureo-cœruleum.
Lonicera nigra.
" Xylosteum.
Lotus siliquosus.
Lunaria rediviva.

Maianthemum bifolium.
Malva moschata.
" Alcea.
Melampyrum cristatum.
Melica ciliata.
Mentha rotundifolia.
Muscari comosum.
" racemosum.

Myosotis sylvatica.
Myriophyllum spicatum.

Naias minor.
Neottia Nidus avis.
Nigella arvensis.

Ophris muscifera.
Orchis coriophora.
" fusca.
" mascula.
" militaris.
" Morio.
" pyramidalis.
" sambucina.
" ustulata.
Ornithogalum umbellatum.
Orobanche Galii.
" cœrulea.
" ramosa.
Orobus niger.
Oxalis Acetosella.
" corniculata.

Paris quadrifolia.
Peucedanum Cervaria.
Potentilla Fragaria.
" rupestris.
Polygonatum multiflorum.
" verticillatum.
" vulgare.
Prismatocarpus Speculum.
Prunella alba.
" grandiflora.
Prunus Mahaleb.
" insititia.
Pyrethrum corymbosum.
" Parthenium.
Pyrus torminalis.

Ranunculus sceleratus.
" aconitifolius.
Ribes alpinum.
Rumex scutatus.

Sanicula europæa.
Saponaria Vaccaria.
Sambucus Ebulus.
Saxifraga tridactylites.
„ sponhemica.
„ aizoon.
Scherardia arvensis.
Scilla bifolia.
Scirpus maritimus.
Scrophularia aquatica.
Scutellaria galericulata.
Sedum reflexum.
Senecio nemorensis.
„ crucæfolius.
„ viscosus.
Seseli Hippomarathrum.
Silene Armeria.
„ conica.
Sparganium simplex.
„ ramosum.
Stachys germanica.
Stellaria nemorum.
Stellera passerina.
Stipa pennata.
„ capillata.
Teucrium Botrys.
„ Chamædrys.
Thlaspi alpestre.
„ perfoliatum.
Trifolium fragiferum.
„ hybridum.
„ medium.
„ ochroleucum.
„ rubens.
Trigloehin palustre.
Thrincia hirta.
Tussilago Petasites.
Veronica prostrata.
Viburnum Lantana.
Vinca minor.

IIe CHAPITRE.

Les sources minérales et les établissemens de bains.

I. DESCRIPTION TOPOGRAPHIQUE ET HISTORIQUE.

C'est dans la vallée de la Nahe qui est cernée des hautes montagnes de porphyre de la Haart et de la Gans, que nos sources minérales prennent naissance. Les sources s'étendent depuis la saline de Munster, située à une lieue de Kreuznach, vis-à-vis du rocher de Rheingrafenstein, jusqu'à la banlieue de la ville et sont de telle abondance que les sources des salines de Carlshalle et de Théodorshalle, qui donnent à elles seules par an plus de dix millions de pieds cubes d'eau saline, pourraient fournir le double de ce qu'elles produisent aujourd'hui. Elles jaillissent toutes du porphyre, qui est le produit d'une formation d'une époque ancienne, et se distinguent d'une manière remarquable d'autres sources salines qui prennent communément origine dans des terrains calcaires ou argileux, produits d'une formation plus jeune. La source principale de la saline de Munster sort d'une profondeur de 200 pieds, d'où des tuyaux conduisent les eaux devant la maison de bain y construite. De huit sources, dont on retire le sel dans la saline Théodore, il n'y a qu'une et bien la principale située sur la rive gauche de la Nahe auprès d'un grand bâtiment de graduation, qui soit destinée à l'usage intérieur des malades. Sur la rive droite et près du pont il y a la source de Carlshalle, qui, jaillissant d'un trou percé à une profondeur de 550 pieds, sert à être prise intérieurement. Il n'y a pas longtems qu'on a fait les arrangemens nécessaires pour employer aussi à l'usage médical la source d'Orange, située entre la saline Carlshalle et la cour Orange et dans le voisinage de la rive droite de la Nahe. C'est à l'extrémité de l'île formée par les bras de la Nahe qu'est située la source Elisabeth, qui porte le nom de notre reine bienaimée. Jaillissant d'un trou percé à une profondeur de 36 pieds elle est préservée et mise à l'abri des inondations par une digue en pierre, qui l'entoure en forme de demi-cercle. Une autre source, située entre la source Elisabeth et le pavillon de Récum, jaillit au milieu du lit de la rivière, à une profondeur de dix pieds, des fentes et crevasses du porphyre; cernée d'une construction en pierre elle est mise à couvert de l'afflux des eaux de la Nahe, qui coulent ordinairement par dessus. L'eau de la source est conduite par des tuyaux par dessous le lit de la Nahe dans un vaste bassin, auquel aboutit un autre tuyau communiquant avec la source Elisabeth. Une pompe aspirante fait passer l'eau réunie des deux sources dans un réservoir qui se trouve sur la hauteur nommée „Pferdegoppel" d'où l'eau passe au moyen de canaux dans le réservoir de la maison des bains d'où elle se distribue dans les baignoires.

Les premiers documens historiques qui attestent qu'on faisait usage auparavant des sources salines de la vallée de la Nahe datent de l'an 1490. C'est feu le conseiller privé de Récum qui nous communiqua les points les plus intéressans concernant l'histoire ancienne des salines dans un petit ouvrage, qui est écrit d'un style concis et fondé sur des recherches particulières, et qu'il fit paraître l'an 1826 „Quelques notices historiques sur la vallée des salines et sur les bains d'eau salée près de Kreuznach." Ce fut aussi lui, qui releva le premier l'importance de nos sources salées en portant un jugement sûr et arrêté sur l'emploi médical de nos sources. (*V.* p. 17—28 de son ouvrage.)

Dans un document datant de l'an 1490 (p. 7 du livre cité) il est déjà fait mention des bains et des sources salines situées sur la Nahe entre Kreuznach et Ebernbourg. Philippe, électeur palatin, les donna avec le privilège de la saunerie à ses deux chefs de cuisine en héritage transmissible à leurs descendans. Le document, qui leur conférait ce droit, fait valoir qu'il y a des sources salines et des bains dans le palatinat électoral sur les deux bords de la Nahe entre Ebernbourg et Kreuznach, et que les excellentes qualités de la source saline au-dessus du Rheingrafenstein étaient reconnues et éprouvées. Comme toutes les mines, les métaux et le sel appartenaient à l'électeur sur son territoire, en vertu de la bulle d'or et de ses droits électoraux, celui-ci accorda à ses deux cuisiniers Conrad Brunn et Mathes de Nevendorf la propriété héréditaire de toutes les sources salines et bains qui existaient alors, et des sources qui pourraient être découvertes plus tard, aux conditions suivantes:

a) que les concessionnaires devraient fonder dans le délai d'une année les établissemens des salines,

b) qu'ils devraient donner le maldre de sel d'un denier schilling à meilleur marché à l'usage de l'électeur qu'ils ne le vendraient aux étrangers,

c) qu'ils auraient à payer dix florins rhénans par an pour le cuisson du sel de deux chaudières et à payer pour chaque bain pris dans la journée un denier à la ville d'Alzey (mais il leur fut accordé en même tems le droit d'y établir des bains et d'y tenir auberge),

d) qu'il serait défendu à tout autre dans le rayon fixé d'établir des sauneries ou des bains et

e) que toutes les autres mines de métaux et droits seigneuriaux seraient réservés à la maison électorale, qui en tout tems aurait le droit de changer et d'annuller la concession donnée.

Nous ne savons rien de positif ni sur la manière dont les sources salines étaient employées ni sur la durée des établissemens dont nous venons de parler. Ce fut en 1606 que les rhingraves Jean et Adolf firent examiner les sources salines et commencèrent d'établir la saline de Munster, où la fabrication du sel était en pleine activité l'an 1609. Les sources salines changèrent depuis plusieurs fois de propriétaire jusqu'en 1721, où elles furent données par le rhin- et wildgrave Jean-Charles-Louis à deux bourgeois de Francfort, nommés Ruprecht et Bartels, dont les familles restèrent jusqu'à la fin de l'année passée en possession de la saline de Munster, où elle fut achetée par la Prusse. C'est en 1490 qu'il est fait mention pour la première fois des sources salines de Carlshalle et de Théodorshalle. La saline dite Carlshalle, située sur la rive droite de la Nahe, fut construite en 1733 par l'électeur Charles-Philippe, tandis que la saline Théodore fut fondée et mise en activité en 1743 durant le règne de Charles-Théodore. Les fermiers des salines changèrent souvent jusqu'à ce que les Français en prirent possession l'an 1808, où Napoléon en donna la propriété à sa sœur, la princesse Borghese, en échange du cabinet de tableaux et de curiosités que le prince Borghese lui avait cédé. Depuis la paix de Paris les salines font partie des domaines du grand-duché de Hesse-Darmstadt, tandis que le territoire sur lequel elles sont situées, se trouve sous la souveraineté de la Prusse.

Bien qu'il résulte des documens sus-mentionnés que nos sources salines ont déjà servi en 1490 à l'emploi médical, l'usage des bains pouvait cependant se perdre dans les tems suivans et tomber tout-à-fait en oubli. Peut-être que l'arrangement et les dispositions imparfaites des salines d'alors n'encourageaient pas trop le public à prendre des bains et que les nombreuses épidémies des siècles suivans interdisaient et diminuaient l'usage des bains. Ce n'est que depuis l'an 1817 que les habitans de Kreuznach recommencèrent d'employer avec succès l'eau des salines à des bains et ce fut l'an 1821 qui amena les premiers malades étrangers, qui, en demeurant dans la ville se rendaient chaque matin aux salines pour y prendre les bains. Dans les années qui suivaient, la réputation et la renommée des sources salines se répandait de plus en plus. Le nombre des étrangers malades s'accrut de jour en jour, dont la plupart logeaint dans les spacieuses demeures des employés à la saline de Théodore, tandis que les personnes, qui n'aimaient pas à payer des prix excessifs, demeuraient dans la ville en se baignant à la saline. Ce fut feu le conseiller privé de Récum qui indiqua le premier dans l'ouvrage, qu'il fit paraître en 1826, la valeur et l'importance médicale de nos sources en proposant d'y faire aux établissemens des bains les aggrandissemens nécessités par les circonstances, et ce fut sur ses instances que le professeur Liebig de Giessen soumit l'eau saline à une exacte analyse chimique, qui produisit des résultats, qui ne pouvaient que contribuer à la réputation de nos sources. Il fut constaté par l'analyse du chimiste illustre qu'elles contenaient aussi du jôde et du brome que Balard de Montpellier venait de découvrir dans l'eau de mer. Les premières nouvelles sur la création de nos établissemens de bains ont été communiquées dans le petit ouvrage de M. le docteur Prieger „Kreuznach et ses sources minérales," Mayence, 1827.

Ce fut en 1828, que notre concitoyen St. de Lorenzi engagea le conseil municipal à instituer des fouilles à la recherche de la source saline qui se trouve actuellement au milieu de la rivière et dont l'existence faisaient deviner les cristaux de sel qu'on y découvrait quand les eaux étaient basses. Le résultat favorable répondait bien à l'attente qu'on s'en était faite, mais les fonds nécessaires manquaient alors pour achever l'œuvre.

C'est encouragé par ces essais que l'ancien propriétaire de l'île, André Wilhelmi, entreprit aussi des fouilles à plusieurs endroits de l'île, où le sel se cristallisait dans les grandes chaleurs. Quoique la minceté de sa fortune ne lui permit pas de faire toutes les dépenses que nécessitent de telles recherches, si on veut les poursuivre avec l'actvité nécessaire, et bien que le résultat ardemment désiré se fît attendre longtems en vain, sa confiance de découvrir enfin une source saline sur l'île, ne s'ébranla point. Il se persuada même d'avoir des visions nocturnes, produits d'une imagination exaltée et déréglée, qui lui promettaient un avenir heureux et les richesses qu'il rêvait jour et nuit. Ses travaux et ses efforts furent enfin couronnés en 1832 par la découverte d'une source saline dont les eaux se vendaient plusieurs années jusqu'à ce qu'une mort prématurée vint l'arracher à la veille de cueillir les fruits bien mérités de ses travaux.

Sa veuve vendit l'île en 1834 à une société d'actionnaires formée d'habitans de Kreuznach qui fit entourer et préserver la source des inondations de la rivière. La source de la Nahe fut revêtue de nouveau et entourée d'une autre digue de pierre afin d'empêcher que l'eau de la rivière n'y puisse pénétrer. C'est de cette année que date une ère nouvelle pour Kreuznach dont la renommée commença à se répandre en Europe, les établissemens de bains s'étendant et se perfectionnant davantage. Pour faire face aux besoins les plus urgens l'on y établit depuis une maison de bains provisoire, et les logemens destinés à la réception des étrangers s'augmentaient aux salines de manière à suffire à leur nombre toujours croissant.

Des cabinets de bain furent établis dans beaucoup d'hôtels et de maisons particulières de la ville et un établissement de bains nouveau fut fondé à Munster. Les nouveaux bâtimens qui allaient s'élever de toute part embellissaient la ville et ne contribuaient pas peu à lui donner une meilleure apparence. L'intérêt vif que prenaient nos médecins aux établissemens de bains naissans, joint aux résultats heureux obtenus par leur usage, portaient la renommée de nos sources en peu de tems bien au-delà des frontières de l'Allemagne, et les malades nombreux qui fréquentaient Kreuznach depuis, témoignèrent de la confiance que les médecins les plus célèbres de tous les pays mettaient dans l'efficacité de nos sources. C'est M. le docteur Prieger qui fixa de nouveau l'attention des médecins étrangers sur nos bains par un second ouvrage qu'il fit paraître en 1837, intitulé : „Kreuznach et ses sources minérales contenant du Jôde et du Brome.“ L'ouvrage de M.

le docteur Engelmann: „Kreuznach, ses sources minérales et leur mode d'administration“ parut en 1839.

Quelques semaines plus tard je publiai une brochure : „Quelques mots sur le mode d'administration jusqu'ici en usage des eaux minérales de Kreuznach et quelques conseils salutaires sur l'emploi des eaux tirés de leur nature essentielle,“ Coblence, 1839, dans laquelle j'émis mon opinion sur l'efficacité de l'eau graduée que je recommandai à ajouter aux bains au lieu de l'eau-mère.

Une ère nouvelle commence pour nos sources avec l'ouverture de la nouvelle maison de bains qui, commencée en 1840, est achevée aujourd'hui. L'ordonnance et la disposition intérieure excellente de cet établissement, ses logemens commodes et adaptés aux besoins de toutes les classes de la société, sa situation magnifique sur l'île que le directeur des jardins, Metzger de Heidelberg, vient de transformer dans un parc délicieux, enfin tout s'y réunit pour satisfaire à toutes les exigences du public.

L'eau des bains, sans entrer en contact avec l'air extérieur, est conduite par des tuyaux immédiatement dans les baignoires, où elle est chauffée par un appareil de vapeur. Tout y est disposé à prendre des douches, des bains de vapeur et des bains russes. C'est par ses salons magnifiques et sa situation agréable que la maison des bains ne manquera pas de devenir le centre de la société et de former le point d'où l'on partira toujours pour faire des excursions et des promenades dans les environs romantiques.

II. PROPRIÉTÉS PHYSIQUES ET CHIMIQUES DES EAUX MINÉRALES DE KREUZNACH.

1. L'eau minérale.

A. Propriétés physiques.

La température des sources varie selon la différente profondeur d'où elles jaillissent sans dépendre en aucune manière de la température de l'air extérieur. La loi générale s'y confirme que le degré de chaleur s'accroit à proportion de la profondeur des trous percés. En comparant la température des différentes sources en usage, nous trouvons le résultat suivant :

Température de la	source	Elisabeth	= 10° R.
„	„	de la Nahe	= 8° R.
„	„	Carlshalle	= 21° R.
„	„	Théodorshalle	= 19° R.
„	„	Munster	= 22° R.

La pésanteur spécifique varie dans les sources qui sont affectées à la fabrication des sels et dépend du travail plus ou moins actif qui s'y fait. La pésanteur s'accroit à fur et à mesure que le travail est plus actif. Voici la pésanteur spécifique des différentes sources :

Pésanteur	spécifique	de la source	Elisabeth	= 1,004
„	„	„	Carlshalle	= 1,011
„	„	„	Théodorshalle	= 1,008
„	„	„	Munster	= 1,007

La quantité respective des parties solides des eaux est de

$1^{1}/_{5}$	p. c.	pour la	source	Elisabeth,
$^{7}/_{8}$	„	„	„	de la Nahe,
$1^{2}/_{5}$	„	„	„	de Carlshalle,
$1^{1}/_{8}$	„	„	„	de Théodorshalle,
$1^{1}/_{8}$	„	„	„	de Munster.

L'eau est parfaitement diaphane et sans couleur. Il s'élève quelques bulles d'acide carbonique dans un verre tout récemment rempli d'eau, qui, après avoir été exposée peu de tems à l'air extérieur, commence à se troubler et à jaunir. Une grande quantité de flocons brunâtres se développe alors dans le liquide et se dépose au fond et aux parois du vase. Ces dépôts de flocons cessent de se former au bout de 24 heures, où la clarté primitive revient à l'eau; ils ne se forment pas si rapidement dans une bouteille bien bouchée dans laquelle ils ne se terminent qu'au bout de quelques jours. Ces dépôts consistent principalement d'hydrate d'oxyde de fer, de carbonate de chaux, d'alumine et de silicium, et donnent une couleur de rouge-brun aux linges qu'on emploie dans les bains. — L'odeur de l'eau ressemble tout près des bâtimens gradués, où l'évaporation des eaux se fait continuellement, à celle des côtes couvertes d'algues et de plantes marines. L'eau a un goût amer et salé, picotant sur la langue et diffère un peu selon la quantité respective des parties solides que les sources contiennent.

B. Propriétés chimiques.

a) La source Elisabeth.

Dans la première analyse de cette source, que fit en 1833 feu le pharmacien Feld, celui-ci ne prit égard qu'aux élémens principaux. Une seconde analyse de l'eau instituée par M. Dietrich, ancien proviseur de la pharmacie de Schmedes ne fixa non plus tous les élémens constitutifs de l'eau. Le résultat en est consigné dans l'ouvrage de M. Prieger sur Kreuznach (*V.* p. 64 de cet ouvrage) dans un tableau comparatif des élémens des sources de Kreuznach et d'autres sources salines :

Il y a dans 16 onces d'eau :

Bromure de Calcium	4,8850	grains.
„ de magnium	0,8943	„
Chlorure de sodium	60,6754	„
„ de calcium	4,4150	„
„ de magnium	7,7000	„
„ de potassium	0,3000	„
„ de lithium	0,0400	„
„ d'alumine	0,1000	„

M. le professeur Lœwig de Zurich soumit en 1835 l'eau de la source à une exacte analyse, dont le résultat fut publié la première fois en 1838 dans les Annales de médecine de Heidelberg et fut communiqué ensuite dans l'ouvrage cité de M. le docteur Engelmann (p. 29). Selon cette analyse, les élémens suivans se trouvent à l'état solide dans 16 onces d'eau :

Chlorure de sodium	72,883 grains.
„ de potassium	0,624 „
„ de lithium	0,613 „
„ de calcium	13,389 „
„ de magnium	4,071 „
Bromure de magnium	0,278 „
Jodure de magnium	0,035 „
Carbonate de chaux	1,693 „
„ de baryum	0,017 „
Magnium	0,106 „
Oxyde de fer	0,154 „
Phosphate d'alumine	0,025 „
Oxyde (oxydulé) de manganèse .	0,006 „
Silicium	0,129 „
Parties solides . . .	94,023 grains.

Parties gazeuses et un peu d'acide carbonique à l'état libre.

Nous ferons encore suivre l'analyse faite par monsieur le docteur Bauer de Berlin, publiée par M. le docteur Prieger dans un mémoire inséré dans le Journal de Hufeland de l'an 1840. D'après cette analyse 16 onces d'eau à une température de 10,5° R. contiennent les élémens suivans :

Chlorure de potassium	0,9717000 grains.
„ de sodium	72,9223680 „
„ de lithium	0,0750000 „
„ de calcium	13,2769370 „
„ de magnium	0,2515250 „
Bromure de sodium	0,3072000 „
Jodure de sodium	0,0032145 „
Carbonate de magnium	1,3511240 „
„ de strontium	0,6835100 „
„ de baryum	0,2994200 „
„ de fer (oxydulé)	0,1993550 „
A rapporter . . .	90,3413535 grains.

Rapport . . .	90,3413535 grains.
Carbonate de manganèse (oxydulé) .	0,0095665 „
Alumine	0,0215320 „
Acide silicique	0,3139530 „
Parties solides . . .	90,6864050 grains.

b) Source de la saline de Carlshalle.

La première analyse de la source faite en 1826 par MM. les docteurs Prestinari et Düring n'avait pu indiquer la quantité de brome qui ne fut découvert que plus tard par Balard et donna les résultats suivans.

16 onces d'eau contenaient :

Jodure de sodium	0,043 grains.
Chlorure de sodium	59,675 „
„ de magnium	3,311 „
„ de calcium	9,166 „
„ de potassium	0,417 „
„ de lithium	0,057 „
Hydrochlorate d'alumine . . .	0,443 „
Chlorure de manganèse	0,837 „
Carbonate de chaux	0,611 „
„ de magnésie	0,483 „
„ de fer	0,475 „
Silicium	0,033 „
Carbonate de lithium „ d'alumine . . „ de manganèse . Chlorure de fer	des traces.
	75,551 grains.

Voici le résultat de l'analyse faite en 1836 par le professeur G. Osann de Wurzbourg qui fixa les élémens de 16 onces d'eau ainsi qu'il suit :

Jodure de sodium	0,0440 grains.
Bromure de calcium	6,6025 „
„ de magnium	1,3672 „
Chlorure de sodium	59,6651 „
„ de magnium	0,6786 „
„ de calcium	2,5612 „
„ de potassium . . .	0,4071 „
„ de lithium	0,0566 „
Hydrochlorate d'alumine . . .	0,4321 „
Chlorure de manganèse . . .	9,6538 „
Carbonate de chaux	0,6133 „
„ de magnésie . . .	0,4730 „
„ et thermate de fer .	0,3645 „
Silicium	0,0313 „
Acide du dépôt de thermes et une résine particulière, dont la solution en alcool se change au contact de l'air en déposant une substance de couleur brune	1,4717 „
	75,4220 grains.

Parties gazeuses :

Gaz acide carbonique . . .	3,98 (pouces de Paris.)
Air atmosphérique	0,93 „
	4,91 pouces de Paris.

Il est hors de doute que la quantité respective des sels de brome n'y soit trop exagérée et ne puisse pas atteindre ce chiffre-là. En perçant jusqu'à 550 pieds de profondeur la température et la quantité de parties solides a augmenté de beaucoup.

c) Source de la saline de Théodore.

L'analyse que fit M. Mettenheimer en 1825 ne fixa pas la quantité de brome, mais bien les autres élémens constitutifs.

Il y avait en 16 onces d'eau :

Chlorure de sodium	70,602 grains.
„ de calcium	11,758 „
„ de magnium	4,124 „
Carbonate de fer, „ de chaux, Chlorure de potassium, Silicium, Acide phosphorique, Alumine, Lithium, Jode	1,436 „
	87,920 grains.

Les sources qui n'ont pas encore été soumises jusqu'ici à une exacte analyse ont à-peu-près les mêmes élémens constitutifs et ne diffèrent que bien peu dans la quantité respective de ces élémens-là.

2. L'eau saline graduée.

L'eau graduée, que je recommandai en 1839 pour être ajoutée aux bains, est le produit de l'opération qu'on fait subir (dans les maisons graduées destinées à la fabrication du sel) à l'eau salée, qui primitivement ne contient pas plus d'un p. c. en parties solides. L'eau saline est conduite au moyen de pompes au haut des maisons graduées d'où elle dégoutte le long et à travers les fagots de ramilles pour couler dans un bassin placé en bas.

C'est de là que l'eau est reportée en haut par des pompes aspirantes, d'où elle découle et retombe toujours de nouveau à travers les fagots pour se verser dans le bassin pratiqué en bas. C'est par cette opération réitérée qu'une grande partie de l'eau se volatilise de sorte qu'elle se concentre jusqu'à 18°/₀ après avoir passé sept fois le même chemin quand toutes les circonstances sont favorables. Il est clair que la température, l'humidité de l'air et les vents ont une influence remarquable sur l'évaporation, de laquelle dépend la quantité de sel que l'eau pourra contenir. L'eau saline graduée coule enfin dans un grand réservoir qui se trouve dans la saunerie et d'où les chaudrons à sauner tirent leur nourriture.

L'on y fait évaporer l'eau graduée jusqu'à 24°/₀, où le sel commun commence à se crystalliser sur la surface du liquide; on retire alors le sel, tandis que les autres parties constitutives restent au fond en état de dissolution en formant le mélange qui s'appelle eau-mère.

A. Propriétés physiques de l'eau graduée.

La pésanteur spécifique de l'eau graduée se change d'après le degré de concentration; elle est claire, transparente et tire sa couleur sur le jaune. Son goût est salé et brûlant à la langue. L'odeur ressemble à celle qu'on sent près des maisons graduées.

B. Propriétés chimiques.

Durant l'évaporation que subit l'eau dans les maisons graduées les parties terreuses et le fer se déposent en grande partie au fond des bassins et y forment un dépôt qui, selon l'analyse de Mettenheimer, fournit les élémens chimiques suivans en 1000 parties :

Oxyde de fer	486,32	parties.
Silicium	283,20	„
Carbonate de chaux.	36,71	„
„ de magnésie . . .	11,27	„
Alumine	24,41	„
Acide phosphorique	4,09	„
Perte en eau, manganèse, lithium.	154,00	„
	1000	parties.

M. le docteur Fontan de Paris découvrit lors de son séjour à Kreuznach plusieurs conferves et animalcules dans ce dépôt, savoir

1) Zygnema genuflexum,
2) Oscillatoria viridis,
3) Baccillaires,
4) Une espèce encore inconnue.

Déduction faite de ces élémens subordonnés, qui se séparent en plus ou moins grande quantité dans toutes les eaux salines, l'eau graduée contient une combinaison forte de tous les sels formés de chlore, de brome et de jode selon leurs rapports respectifs, de sorte que l'eau graduée présente la totalité des élémens les plus efficaces, tandis que l'eau-mère n'en renferme qu'une partie secondaire.

3. L'eau-mère.

L'eau-mère est formée par le résidu liquide qui reste dans les chaudrons après la séparation du sel commun, et elle présente un corps assez solide après avoir été évaporée encore quelque tems. M. le conseiller supérieur de médecine Kopp de Hanau fut un des premiers à recommander l'eau-mère durcie comme un des auxiliaires les plus puissans des bains de Kreuznach.

A. Propriétés physiques.

Elle est claire, d'une couleur brun-foncée, ayant à-peu-près la consistance de l'huile et grasse au toucher. La peau, après avoir été quelque tems en contact avec l'eau-mère, devient sèche, rude et ridée. Quand on la remue ou qu'on la verse dans un vase, il s'y forme beaucoup d'écume blanchâtre. Son goût est amer, salé et astringent et elle brûle sur la langue. Sa pésanteur spécifique (à une température de 15° R.) a été fixée par Osann à 1,3143; mais elle varie suivant le degré plus ou moins fort de l'évaporation. Elle ne se conserve que dans des vases de verre en état de liquidité parce qu'elle pénètre facilement à travers le bois. L'eau-mère épaissie s'envoie en petits tonneaux à l'étranger.

B. Propriétés chimiques.

Il y a dans 16 onces d'eau-mère selon la première analyse chimique faite par Mettenheimer :

Chlorure de calcium	1995,18	grains.
„ de magnium	297,67	„
„ de potassium . . .	8,29	„
Jode	4,99	„
	2306,13	grains.

Une autre analyse de Prestinari produisit le résultat suivant :

Chlorure de calcium . . .	1691,059	grains.
„ de magnium . . .	365,644	„
„ de potassium . . .	40,857	„
„ d'alumine	68,198	„
„ de sodium	127,180	„
Jodure de sodium	26,840	„
Chlorure de manganèse . .	32,246	„
	2352,024	grains.

Les quantités respectives de brome n'ont point été fixées dans ces deux analyses.

L'analyse que fit G. Osann en 1836 de l'eau-mère produite à la saline de Théodorshalle, donna le résultat qui suit :

16 onces d'une pésanteur spécifique de 1,3143 et à 15° R. contenaient :

Chlorure de calcium	1577,71	grains.
Bromure de calcium	338,72	„
„ de potassium	92,82	„
Chlorure de talcium	38,44	„
Acide du dépôt de thermes et deux espèces d'une matière résineuse particulière avec quelques traces de jode	216,13	„
A rapporter . . .	2263,82	grains.

Rapport . . .	2263,82	grains.
Bromure de sodium	154,10	„
Chlorure de sodium	60,34	„
„ de potassium	17,30	„
Alumine avec de l'oxyde de fer .	35,66	„
Eau contenue dans les sels et perte	44,50	„
	2575,72	grains.

En résultat définitif 31,28 p. c.

L'on a peine de mettre d'accord ce résultat avec une autre analyse de l'eau-mère de Munster instituée par le même chimiste (*V.* p. 61 et d'autres endroits de l'ouvrage du docteur Prieger) que nous ajoutons ici :

100 parties d'eau-mère contenaient :

Bromure de calcium	24,12	parties.
Chlorure de calcium	9,29	„
Bromure de magnium.	0,48	„
Jode.	0,18	„
Chlorure de potassium	0,80	„
Chlorure de sodium, une matière résineuse particulière, thermate de fer et une substance azotée . .	1,28	„
Eau	63,85	„
Somme	100	parties.

III. ORIGINE DES SOURCES MINÉRALES.

Dans les tems anciens l'on avait des idées hasardées et chimériques et des opinions bien erronées sur la formation des sources minérales qu'on croyait être le produit organique de forces mystérieuses qui travaillent dans les entrailles de la terre, en les considérant comme le résultat combiné de l'action d'électricité, du magnétisme et du galvanisme terrestre. Mais ce fut Struve, le fondateur des établissemens d'eaux artificielles en Allemagne, qui reprit et mit en avant l'axiôme de Pline : „*Aquæ tales sunt, quales terra, per quam fluunt,*" dont il démontrait la vérité d'une manière incontestable. Il est vrai, ce principe ne manquait pas de blesser les préjugés enracinés de bien des savans, champions de la théorie ancienne; mais adoptée et approuvée depuis par la plupart des physiciens, chimistes et médecins célèbres, la doctrine nouvelle a été depuis fondée sur des bases larges et inébranlables. Dans les sources, proprement dites d'eau saline, l'on peut s'expliquer facilement l'origine du sel parce que les couches de sel gemme, dont les élémens constitutifs se communiquent à l'eau qui les parcourt, s'en trouvent dans un éloignement plus ou moins rapproché. L'on a essayé même ailleurs d'imiter ce procès naturel de lavage (ce qui se fait à plusieurs endroits, par exemple à Ischl). En conduisant l'eau dans de grandes cavernes formées d'argile salée, l'eau saline s'y forme qu'on fait évaporer après pour en retirer le sel.

Il est bien douteux que nos sources salines doivent leur origine à des couches de sel gemme, qui pourraient s'en trouver peut-être bien éloignées ou à une grande profondeur dans la terre. Ce qui combat cette hypothèse c'est qu'elles jaillissent du porphyre, roche appartenant à une époque ancienne, de sorte qu'il n'y a pas lieu de croire que le sel gemme, qui est d'origine plus récente, puisse se trouver au-dessous du porphyre.

Les couches de chaux, de gyps et d'argile qui entourent les couches de sel gemme, forment d'ordinaire le lieu où les sources salines prennent naissance. C'est de ces produits d'origine plus récente que les eaux reçoivent quelques élémens tels que les sels sulfatés dont il n'y a aucune trace dans nos sources minérales. La haute température de nos sources, ainsi que leurs qualités chimiques tout-à-fait différentes des sources salines qui jaillissent de roches secondaires ne permettent pas de supposer qu'elles viennent d'un lieu fort éloigné. Il y a en outre dans nos sources plusieurs élémens qui appartiennent à l'époque des formations anciennes, tels que le lithium, le chlorure de potassium et le phosphate d'alumine, et, comparées avec les sources proprement dites d'eau saline, elles ne contiennent qu'une quantité fort petite de parties solides. C'est sous ce rapport que G. Bischoff fit déjà en 1827 l'observation dans son livre sur Lamscheid, que des sources de sel commun, qui ne contiennent pas plus d'un p. c. de sel, ont la même origine que les sources minérales proprement dites.

L'analyse que fit M. le professeur Lœwig du porphyre de la vallée de la Nahe présente une composition à-peu-près semblable à celle de nos sources salines *).

Toutes ces raisons réunies nous font pencher vers l'opinion qu'elles prennent leur naissance dans le porphyre même d'où elles sortent. Elles se distinguent ainsi d'une manière essentielle des sources salines ordinaires, et font partie des sources minérales proprement dites. Cette manière d'expliquer leur origine est la plus naturelle et la plus vraisemblable de toutes les opinions émises jusqu'à ce jour. En étudiant les ouvrages spéciaux qui traitent ces questions-là tels que l'ouvrage de Struve : „Sur l'imitation artificielle des sources minérales naturelles," l'ouvrage de Lœwig : „Sur les bains de Bade en Argovie" et „Le manuel théorétique et pratique de Vetter sur les sources minérales," l'on comprendra mieux la manière dont l'eau va percer et dissoudre le porphyre et les roches produites par l'action volcanique.

---

*) Un gramme de porphyre contient (*V.* l'ouvrage d'Engelmann sur Kreuznach, p. XIII) :

Silicium	0,898	parties.
Chlore	0,002	„
Calcium	0,005	„
Talcium	0,008	„
Eau	0,029	„
Alumine, Oxyde de fer, Potassium, Sodium	0,058	„
	1,000	

PARTICULARITÉS ÉCONOMIQUES A L'USAGE DES ÉTRANGERS.

Sans entrer ici en détails trop spéciaux, il suffit de dire que le malade, qui va faire pour cause de santé un séjour de plusieurs semaines à Kreuznach, y trouvera aujourd'hui toutes les commodités et agrémens désirables. Car il y a dans la ville, près des portes ainsi qu'aux salines, un grand choix de logemens appropriés aux besoins de toutes les classes de la société. C'est principalement sur l'île des bains et dans ses alentours qu'il y a plusieurs édifices magnifiques parmi lesquelles la maison des bains occupe le premier rang.

L'on y trouvera dans chaque cabinet de bains une table des prix fixés; un inspecteur des bains et le personnel nécessaire de domestiques a soin d'exécuter avec exactitude les ordres du médecin et à faire observer toutes les règles relatives à la cure.

Les prix suivans sont fixés pour les bains et pour tout ce qui y appartient :

	écu.	gros d'arg.*)
1) Un bain au premier étage dans les cabinets les plus élégans avec un essuie-main . . .	-	10
Pour chaque essuie-main de plus . . .	-	1
Pour un abonnement de 12 bains . .	3	20
2) Pour un bain dans les autres cabinets de bains avec un essuie-main	-	8
Pour un abonnement d'une douzaine de bains	3	—
(Il est même permis aux baigneurs d'apporter leurs linges).		
3) Un bain dans la salle des douches	-	8
Une douche avec l'eau y nécessaire	-	12

*) Un écu de Prusse a 30 gros d'argent et 8 gros d'argent équivalent à 1 franc argent de France.

	écu.	gros d'arg.	pf.
4) Un bain russe	-	15	-
5) Un bain avec développement de vapeurs à respirer, par heure	-	20	-
6) Pour chaque bain des domestiques	-	1	-
7) Pour l'eau-mère employée au bain, la quarte	-	—	4

Le prix des logemens dans la maison des bains étant fixé de même, il ne saurait jamais être élevé plus haut.

Kreuznach a plusieurs hôtels de différent rang. Dans la plupart des hôtels, ainsi qu'à la maison des bains il y a table-d'hôte à midi, tandis qu'on s'y fait servir à la carte le soir. L'étranger apprendra facilement à quel hôtel s'adresser, car il n'aura qu'à choisir entre la foule des hôtels, qui tachent à prévenir tous les désirs et à satisfaire tous les besoins.

PARTIE MÉDICALE.

Ier CHAPITRE.

De l'efficacité des sources minérales de Kreuznach.

»L'esprit du médecin fait la force du médicament.«

HUFELAND.

C'est dans les chapitres précédens que nous avons gagné le terrain, où les bases, puisées de i'histoire et fournies par la chimie et la physique ont été posées pour servir de point d'appui aux déductions, que nous allons maintenant en tirer. Nous voilà arrivés sur un terrain plus mobile et chancelant, où l'observation des faits dépend beaucoup de la manière dont on les envisage, de manière qu'il est fort difficile de distinguer entre la réalité véritable des faits et cé que l'imagination aime à leur substituer. Si c'est par les sens que nous appercevons les choses extérieures, il appartient pourtant uniquement à l'esprit de comprendre et de réunir ce qui est commun aux observations individuelles, en détachant ce qui est de valeur secondaire, et en distinguant entre les choses accidentelles et essentielles.

C'est dans la divergence naturelle, quant à la manière de juger les choses, qu'il faut d'abord chercher la cause que les médecins des eaux ont l'habitude de préconiser les vertus de leurs sources minérales comme une panacée contre tous les maux, tandis que chaque source a au contraire son caractère à part, et agit seulement contre une certaine classe de maladies. Cette erreur d'exagération est bien pardonnable, si l'on considère que toutes les sources minérales sont filles de la même mère qui ont une certaine ressemblance de famille, mais qui sont dotées à la fois chacune d'une physionomie distincte et d'un caractère tout-à-fait particulier et spécial.

Je tâcherai donc de tracer un tableau fidèle des particularités de notre source, où je ne ferai qu'esquisser légèrement les généralités communes à toutes les sources en évitant autant d'étendre immodérément le domaine de son efficacité que de le circonscrire dans un cercle trop étroit.

En jugeant l'efficacité des eaux minérales il ne faut pas se laisser éblouir ni entraîner par les résultats souvent merveilleux qu'elles produisent, à suivre l'opinion de ceux qui leur attribuent des forces secrètes et mystérieuses, dont il n'y a point d'analogie dans la nature. Laissons-là ces chimères pour prendre aussitôt en considération la doctrine nouvelle et simple qui ne leur suppose pas d'autre principe efficace que les qualités démontrées et mises à jour par la physique et la chimie; car la science doit mettre les sources minérales au nombre des médicamens composés, dont la nature n'est pas à saisir au premier abord.

Ce n'est pas un corps simple dont nous avons à faire, mais bien un corps de nature multiforme qui exercera les effets les plus compliqués sur l'organisme animal selon son état d'aggrégation et ses conditions chimiques et physiques, et présente une combinaison de vertus médicamenteuses, qui ne pourront être reconnues que par la voie de l'analyse; c'est le chemin que la plupart des balnéographes — à peu d'exceptions près — ont choisi. — C'est principalement Vetter qui a tâché dans son ouvrage classique sur les sources minérales d'approfondir et d'éclaircir les forces curatives des sources minérales.

Il y a — selon Vetter — trois points cardinaux qu'il faut y prendre en considération, c'est-à-dire *l'eau elle-même*, *la température de l'eau et la composition chimique de l'eau.* La manière dont on fait usage des eaux minérales est de tel poids dans l'efficacité des sources que Vogler proposa dans son ouvrage sur les eaux d'Ems d'ajouter encore *le mode d'administration de l'eau* comme un des points essentiels à considérer. — Nous allons maintenant prendre en considération chacun de ces points quant à leur part respective dans l'efficacité de nos sources minérales afin de convaincre, même ceux qui ne sont pas initiés à la médecine, que tout ce qui semblait être miraculeux dans les vertus des eaux minérales n'est rien que le résultat naturel de leurs qualités et élémens combinés. C'est alors que l'auréole mystérieuse dont ces phénomènes s'entouraient jusqu'ici s'évanouira au jour clair de la science.

I. L'EAU CONSIDÉRÉE COMME CORPS LIQUIDE.

L'eau étant la base de toute opération chimique et de toute action organique, elle fait non-seulement partie intégrante de la matière organique, mais elle est une condition essentielle de son existence, car c'est de la quantité relative normale de l'eau que l'action organique réciproque de la matière dépend. Comme les relations de la vie animale ne se mésurent pas sur des données mathématiques, la quantité de l'eau nécessaire à la vie animale ne se soumettra pas à une règle générale, mais doit varier selon les circonstances. L'organisme animal possède cependant la force et les moyens pour réparer les aberrations de l'état normal et de maintenir en tant que possible l'état normal de la santé, puisque ce sont les glandes et vaisseaux secrétoires auxquels la tâche est dévolue de rétablir l'équilibre entre les parties solides et liquides; car c'est par l'action augmentée et accélérée qu'elles écartent l'excès d'élémens liquides, tandis qu'ils réparent par une activité amoindrie et ralentie le manque de liquide. L'eau doit être considérée ainsi comme un curatif, et à proportion qu'elle est prise intérieurement d'une manière plus ou moins restreinte elle produit dans l'organisation animale des changemens dont le médecin sait tirer profit. Il faut en diminuer l'usage là, où les secrétions se font trop abondamment et où le corps est porté à se fondre, pour l'administrer au contraire largement, où les parties liquides et solides de l'organisme inclinent à se condenser, c'est-à-dire dans les cas, où la stagnation et le cours ralenti des humeurs commence à produire successivement des changemens morbides jusqu'à l'induration et l'ossification des parties respectives, source féconde des nombreuses maladies chroniques. Ainsi est-il par trop clair que l'eau, qui est un des élémens les plus essentiels dans l'action vitale des corps organisés, joue un rôle important comme médicament en tant qu'elle possède la vertu de combattre cette tendance des organes à se condenser en excitant les secrétions et en améliorant la matière dans la dépravation des humeurs et les dyscrasies qui en dérivent. L'aperçu, que nous venons de faire nous apprendra quel est le domaine reservé aux vertus de l'eau considérée simplement comme corps liquide; car la grande partie des maladies que l'eau minérale guérit sont vaincus par la vertu dissolvante qui appartient à l'eau.

II. LA TEMPÉRATURE DE L'EAU.

La production de la chaleur particulière à l'organisation animale est une des conditions les plus essentielles à la conservation de l'économie animale. Quel que soit le changement que la température de l'air subisse, la chaleur animale reste à-peu-près toujours au même degré, parce qu'elle est produite par l'action des fonctions vitales, qu'elle maintient et excite en même tems. A entendre les cosmologues qui embrassent les opinions de Liebig et de Dumas — le but principal du règne animal ce serait de brûler et de consumer le carbone réduit par le règne végétal.

Quand même il est vrai que c'est dans le corps même que la source principale de la chaleur naturelle réside, le degré de chaleur des corps étrangers avec lesquels le corps entre en contact, ne reste pourtant sans influence sur la production de la chaleur naturelle, puisque la température des corps extérieurs est d'un grand effet sur le développement de la chaleur vitale et par là sur toutes les fonctions animales. Mais les lois qui président à l'action réciproque des corps inanimés de température différente ne s'y peuvent appliquer qu'en partie, parce que l'organisation animale réagit aussi puissamment contre la température étrangère, afin de maintenir l'état normal de chaleur naturelle.

Cette réaction qui dépend de la constitution relative des corps, et qui n'est ni de la même force ni de la même durée chez toutes les personnes, doit être mise en première ligne quand il s'agit de déterminer l'influence de la température extérieure sur le corps humain. Mais l'échange réciproque qui se fait entre les températures des corps en contact ne dépend pas seulement de la quantité de chaleur dont ceux-ci diffèrent, mais principalement de leur propriété à conduire le calorique et de leur capacité relative pour le calorique. Comme l'eau surpasse tous les autres corps quant à sa capacité pour le calorique et qu'elle conduit de beaucoup mieux le calorique que l'air, avec la température duquel l'organisme animal est en relation continuelle, il résulte que nous pouvons produire les plus grands effets par la température plus ou moins haute de l'eau.

La chaleur naturelle de l'organisme animal nous servira de point de départ à comparer les rapports réciproques du corps animal avec l'eau, le milieu qui l'entoure dans le bain. Comme la peau y entre immédiatement en contact avec l'eau nous prendrons comme point de comparaison la température de la surface de la peau que nous allons fixer, selon les observations généralement reçues, à 28° R. = 35° C. = 95° F.

Le corps s'entourant d'eau chauffée à 28° R., la chaleur du corps et celle de l'eau s'égalera, de sorte qu'il n'y a dabord point d'échange mutuel de chaleur. Ce n'est qu'après quelque tems que les effets de l'immersion du corps dans l'eau de cette chaleur se font sentir. Le corps accoutumé qu'il est à émettre par la peau l'excédant de la chaleur animale, ne se trouvant pas dans un milieu plus froid que lui-même, n'y pourrait écouler son trop de chaleur. La production de la chaleur animale produite par l'action vitale continuant en attendant, la chaleur ne manquera pas de s'accumuler dans le corps, ce qui y produira les mêmes effets qu'un surplus de chaleur introduit de l'extérieur dans le corps. C'est ainsi que les lois de l'économie animale changent l'effet des bains de cette température-là, bien que cette modification ne se fasse pas sentir de premier abord. En augmentant la chaleur de l'eau encore de quelques degrés, la chaleur étrangère s'ajoutera à celle qui naît dans le corps, de sorte que la chaleur s'y accumulera plus fort et plus rapidement. C'est ce qui excitera une réaction forte et générale dans le corps surtout dans le système circulatoire et nerveux. Voilà l'effet des bains chauds.

Les bains d'eau d'une température au-dessous de 28° R. forment les bains tièdes et plus ou moins froids. Leurs effets ne dépendent pas seulement du degré de la chaleur de l'eau, mais encore de bien des circonstances extérieures et de la constitution individuelle de la personne qui les prend. Les bains à la température de 27—23° R. s'appellent bains tièdes, tandis qu'une température moindre que celle-là fait les bains froids. Quand le corps est entouré d'eau dont la température est au-dessous de celle de la chaleur animale, il communiquera nécessairement sa chaleur à l'eau, qui se distingue par sa capacité pour le calorique et par sa propriété conductrice. Cette communication aura d'abord lieu à la peau, qui est l'organe immédiatement en contact avec l'eau et c'est là que la diminution de chaleur se fera sentir le plutôt. Où la différence entre la température du corps et celle de l'eau n'est pas trop considérable, ce qui est le cas dans les bains tièdes, la réaction du corps n'offrira pas des phénomènes saillans. C'est que l'action vitale y répare et compense rapidement la petite perte de chaleur, qui se fait à la surface de la peau; la tiédeur étant favorable aux fonctions vitales, l'eau y manifestera pleinement son efficacité comme corps liquide. L'eau tiède flatte—pour ainsi dire — la peau à ce que dit Marcard; elle rafraîchit et anime en même tems le corps, en excitant doucement toutes les fonctions vitales par la production intérieure un peu augmentée de la chaleur animale, et c'est en cela que consiste l'effet des bains tièdes.

Si la température du bain baisse encore de quelques degrés de sorte que le corps se trouve dans un milieu bien plus froid que la chaleur animale, celle-ci se perdra bien plus rapidement qu'elle ne puisse être compensée et remplacée par l'augmentation de la production intérieure de la chaleur naturelle. La perte de. chaleur occasionnera d'abord un ralentissement des fonctions vitales de la peau qui touche immédiatement l'eau. Le sang se retirera de suite des parties extérieures pour se concentrer dans les viscères intérieurs, qui sont arrêtés par là dans leur action réciproque. Enfin toutes les fonctions commenceront à s'interrompre et à se troubler puisqu'il leur faut une certaine mesure et un degré fixé de chaleur, dont l'organisation animale ne peut se passer. Un tel état de choses ne peut pas durer pour l'intégrité de la vie, de sorte que les organes centraux du corps tâcheront à se débarrasser de ce qui les gène en renvoyant le sang rentré vers les parties extérieures, et les nerfs affranchis de ce qui les entravait dans leur action réagissent alors avec redoublement de force sur la matière sujette à leur influence. Enfin, le résultat définitif c'est que la production de la chaleur animale s'accroîtra et que toutes les fonctions vitales s'animeront. L'effet des bains froids sur l'organisme animal se peut donc formuler en peu de mots: C'est en arrêtant et en affaiblissant d'abord les fonctions vitales que les bains froids excitent une réaction intérieure, qui finit par exciter et élever l'action vitale du corps. En comparant ainsi tout ce qui précède l'on se convaincra facilement que c'est un des moyens les plus efficaces que l'emploi méthodique et rationel des bains de différente température, par lesquels on est à même d'agir sur l'économie animale et de produire des révolutions organiques, qui peuvent tourner au salut ou à la ruine de la santé.

III. LA CONSTITUTION CHIMIQUE DE L'EAU.

Ce qui constitue le caractère distinctif et spécifique des sources minérales, c'est leur composition chimique, qui en définitif en doit conseiller ou interdire l'usage. Quand même la qualité chimique d'une source minérale n'est pas le fondement uniqne de leur efficacité, elle en est cependant la base principale. Ainsi y a-t-il lieu de présumer qu'une source minérale dans laquelle le sel commun 'emporte sur les autres parties constitutives, aura à-peu-près les mêmes effets sur l'organisation que les autres sources salines. La nature ne se plait pas à confondre les vertus des sources et à substituer par exemple les effets des sources sulfureuses à ceux des sources salines, ce qui met en évidence que toute source saline participera plus ou moins aux vertus générales de nos sources. Cependant il y aura quelques différences essentielles quant a l'étendue de leur sphère d'action, différences que l'expérience seule peut apprendre, et qui résultent de la quantité respective de sel contenu, et de la qualité de leurs autres élémens en dépendant encore plus ou moins du mode d'administration de l'eau et d'autres circonstances extérieures.

Les qualités des sources minérales que nous vênons de relever (sub I. et II.) ne leur sont point particulières et réservées exclusivement parce qu'elles appartiennent aussi à d'autres productions de la nature. Il en est de même des qualités chimiques des sources qui ne possèdent point d'élémens exceptionnels ni des vertus inconnues ou miraculeuses, composées qu'elles sont d'élémens qui sont de même nature que la matière organique en présentant les mêmes combinaisons simples, qui se rencontrent dans les parties solides et liquides de l'organisation animale. Il ne s'agit ainsi nullement d'introduire des élémens nouveaux ou hétérogènes dans le corps, mais au contraire des élémens entre lesquels et la nature organique il y a une grande affinité, et dont le corps a besoin pour restaurer ses forces et pour compenser la perte de la matière. En outre ces élémens-là se communiquent et s'assimilent au moyen d'un véhicule indispensable à la conservation du corps, c'est-à-dire de l'eau. Donc, les combinaisons chimiques découvertes et démontrées par l'analyse chimique dans nos sources minérales se retrouvent et se reproduisent comme parties intégrantes de l'organisation animale. Le sel commun qui forme l'élément principal de nos sources est de telle nécessité à l'économie animale que le sel, qui fait partie constitutive des alimens, ne peut pas suffire aux besoins de la nature, de sorte qu'il faut ajouter du sel à toute nourriture. Le chlorure de chaux, dont la quantité fait à-peu-près la sixième partie du chlorure de sodium, est en proportion de sa quantité l'élément le plus important après le sel. Les autres combinaisons chimiques, comparées quant à leur quantité respective avec les élémens cités, ne sont que d'influence bien secondaire. Elles ne feront que seconder et aider les effets des élémens principaux, en les modifiant en quelque manière, tandis que l'action combinée des deux élémens principaux sera toujours prépondérante et prévaudra dans l'activité de nos sources minérales.

Tout ce que nous venons de dire, ne regarde que l'usage de nos eaux minérales en forme de boisson, mais leurs rapports chimiques se changent en quelque manière quand on les emploie extérieurement en forme de bains.

La composition chimique des bains d'eaux salines sans aucun mélange ne se changera que parce que la chaleur et le contact de l'air y font précipiter d'abord le carbonate de fer, qui se sépare comme oxyde de fer hydraté, et une partie du carbonate de chaux. Ces modifications ne se laissent pas empêcher, bien qu'elles altèrent et affaiblissent tant soit peu l'effet total des bains, même des bains proprement dits martiaux. Quant à ses autres élémens, la constitution chimique de l'eau y reste intacte et la diversité dans sa manière d'agir, qui diffère de l'action de l'eau prise intérieurement, ne dépend que de la modification d'administrer l'eau sous forme de bains.

Cependant il n'y a que peu de cas, où l'eau saline simple suffira à l'usage intérieur des bains, parce que nous pourrons augmenter la force des bains par d'autres ingrédiens que l'expérience et la science nous ont recommandés. C'est l'eau-mère, le résidu liquide qui reste dans les chaudrons après la séparation du sel qu'on employait longtems uniquement comme ingrédient des bains et il n'y a pas de doute que c'est à l'usage habile qu'on faisait jusqu'ici de l'eau-mère que Kreuznach ne doive sa réputation et son essor rapide.

C'est par l'envoi de l'eau-mère dans toutes les parties de l'Europe, que notre ville s'est acquis une réputation assurée puisqu'on regardait jusqu'ici l'eau-mère comme la base fondamentale de l'efficacité de nos sources salines. Mais il ne suffit pas de connaître les résultats brillans qu'on a obtenus par l'usage de l'eau-mère, pour faire foi de . ses vertus, puisqu'il est de notre devoir d'approfondir toutes les conditions et modifications de son efficacité quand il s'agit de fonder son emploi rationel sur les bases sûres de la science.

D'après l'analyse chimique communiquée ci-haut l'eau-mère se compose à-peu-près de deux parties d'eau sur une partie d'élémens solides, qui consistent environ à trois-quarts de combinaisons de chlore et à un quart de combinaisons de brome. La quantité de chlorure de calcium prépondère à tel point parmi les combinaisons de chlore, qu'elle surpasse de quinze fois celle des autres combinaisons de chlore, savoir celle du chlorure de potassium, du chlorure de talcium et du chlorure du sodium. C'est ainsi le chlorure de calcium qui prédomine sans contredit dans l'eau-mère de manièr que sa quantité à elle seule est trois fois plus grande que toutes les combinaisons de brome réunies. En comparant les quantités des combinaisons principales contenues dans l'eau-mère nous remarquons — sans entrer dans un détail trop minutieux et inutile pour les grandes quantités d'eau-mère ajoutées aux bains — qu'il y a dans une quarte (mesure allemande qui contient 48 onces) environ 10 onces de chlorure de calcium et trois onces et demie de combinaisons de brome, c'est-à-dire de bromure de potassium, de bromure de sodium et de bromure de calcium. Il résulte de la *composition chimique* de l'eau-mère auquel des élémens il faudra attribuer principalement son activité parce que c'est évidemment le *chlorure de chaux* dont la vertu est déjà connue de tems immémorial. Encore faut-il reconnaître que ce sont les combinaisons de brome, qui sont de beaucoup dans l'action de l'eau-mère et qui tiennent le second rang après le chlorure de chaux. Comment se fait-il donc que l'on aime à mettre en première ligne les combinaisons de brome et celles de jode, dont il n'y a que quelques traces dans l'eau-mère? Cette opinion erronée et généralement répandue ne s'explique que par l'analyse d'Osann *) communiquée ci-haut, où les rapports des combinaisons de brome et de chlore sont tout-à-fait changés et intervertis, chiffres, qui sont réfutés et démentis par la réduction des résultats, tant ressortant de l'analyse des eaux minérales ainsi que par une autre analyse de l'eau-mère faite par le même chimiste. L'erreur si facile à saisir, que nous venons de relever, n'est pas une faute d'impression qui s'est glissée accidentellement dans le lieu cité de l'ouvrage de Prieger, puisqu'elle s'y rencontre partout où il est question de la qualité chimique de l'eau-mère (*V.* pages 53, 59, 64

---

*) Prieger : „Kreuznach et ses sources minérales contenant du brome et du jode.“ p. 61.

et suivantes) en se reproduisant aussi dans son traité sur nos sources, qui a paru d'abord dans le Journal de Hufeland de l'an 1840, et qui a été réimprimé depuis à part. C'est là précisément ce qui a donné lieu à égarer le jugement de beaucoup de médecins et à propager les idées les plus confuses et fausses à ce sujet. Cette erreur-là s'est communiquée même à d'autres ouvrages et se retrouve dans l'ouvrage de Vetter: „Sur les sources minérales“ tome II, p. 222 et 223. Peut-être qu'il y a des personnes, auxquelles ces questions-là semblent oiseuses et superflues, satisfaites qu'elles sont de regarder l'eau-mère comme un remède des plus agissans, sans rechercher quel est l'élément qui aura la plus grande part dans l'efficacité. Mais est-ce qu'un tel raisonnement peut être du goût de ceux, auxquels c'est un devoir sacré que de cultiver la science pour elle-même? A quoi donc servirait-il d'instituer les analyses chimiques des eaux minérales, si ce n'est pas à créer des bases plus sûres pour le traitement des maladies, afin de se rendre compte des vertus spéciales des différens élémens de l'eau, sans mettre encore une foi aveugle dans les effets miraculeux qu'on en prône? Enfin, il est de toute impossibilité de fournir la moindre preuve à l'appui de ce qu'on avance si légèrement, que ce serait le jode et le brome qui eussent la plus grande part dans l'effet de nos sources. C'est au contraire le chlorure de sodium qui fait la base principale de l'eau salée, tandis que c'est le chlorure de calcium qui fait celle de l'eau-mère, deux substances dont les vertus combinées résument et représentent à-peu-près le caractère dynamique de nos sources minérales.

Les résultats en outre, qu'on a obtenus par l'emploi thérapeutique de combinaisons de brome sont empreints d'un caractère encore bien équivoque. Il est bien vrai qu'elles ont été quelquefois administrées avec succès d'une manière analogue à l'euu-mère contre les scrofules et les maladies cutanées. Mais combien de remèdes n'y a-t-il pas, qui, naguère recommandés contre ces maladies-là, ont été depuis délaissés pour être discrédités aujourd'hui? L'expérience au contraire nous a acquis le chlorure de sodium et le chlorure de calcium comme des remèdes souverains contre les maladies nommées, remèdes qui étaient connus longtems avant la découverte des sources de l'île par Wilhelmi.

Il ne faut pas s'étonner de ce qu'on n'ait pas encore pris en considération méritée la grande diversité qui existe entre les qualités de l'eau minérale simple et celles de l'eau-mère, où l'on croyait retrouver toutes les forces de l'eau minérale réunies et concentrées. En envisageant uniquement la petite quantité de parties solides de l'eau saline simple, ce qui précisément la rend propre à l'usage intérieur, l'on pensait toujours devoir augmenter la capacité de l'eau saline quant à ses parties solides, puisqu'on s'imaginait de produire les plus grands effets possibles en fortifiant les bains par l'eau-mère. Il est cependant vrai que l'eau-mère a rendu des services éclatans dans l'art médical, mais c'est précisément ce résultat brillant obtenu par son usage qui a ébloui le jugement des médecins au point de la faire considérer comme le représentant de nos sources minérales. L'eau-mère ayant ainsi fait ses preuves comme un remède de vertus puissantes, l'usage immodéré qu'on en faisait jusqu'à ce jour mit l'eau minérale simple tellement à l'ombre que l'occasion manquait d'approfondir et d'apprécier ses qualités comme il faut. Car est-ce qu'on peut croire que l'eau minérale puisse encore jouer un rôle important dans la méthode ordinairement suivie d'employer l'eau-mère? Ceux qui osent l'affirmer ne peuvent se dégager d'illusions involontaires bien chimériques ou répandent sciemment et à dessein l'erreur, que nous avons mise à jour.

Il est toutefois désirable d'avoir encore un autre moyen pour élever la force de l'eau minérale primitive dans l'usage extérieur. C'est ce que j'ai tâché d'atteindre par la proposition que j'ai émise dans la brochure qui parut en 1839 : „Nous sommes en droit — disais-je alors — d'élever les forces de l'eau minérale, si nous n'altérons pas la composition chimique originale ni l'effet cardinal de l'eau minérale. Rien ne peut nous empêcher de tirer en usage l'eau minérale sous une forme plus ou moins concentrée à fur et à mesure que l'âge, l'irritabilité des individus respectifs et l'opiniâtreté de la maladie l'exige, s'il n'y a pas à craindre que l'action primitive de l'eau s'en modifie; car c'est le chemin que nous suivons dans l'emploi de tout autre remède. Il faut se rappeler que l'eau-mère quant à sa composition n'est pas identique avec l'eau saline, et il est bien douteux que la manière dont elle a été jusqu'ici employée soit à même de déployer ses vertus médicales et de produire tous les résultats désirés. L'eau-mère qui ne présente qu'en partie et imparfaitement les qualités de l'eau minérale, ne saurait être remplacée que par une composition contenant tous les élémens de l'eau, telle qu'elle jaillit du porphyre, et qui nous sera fournie par le procédé de la graduation, par laquelle l'eau saline en se volatilisant en grande partie et se concentrant jusqu'au point nécessaire de la fabrication du sel, contient à la fin dix-huit fois la quantité primitive en parties solides. L'eau ainsi graduée contient tous les élémens primitifs de l'eau et reproduit la totalité de toutes les parties constitutives de l'eau primitive à un degré plus ou moins concentré. Comme l'eau graduée présente en même tems une gradation successive de tous les degrés de concentration et de force, nous avons en elle un moyen sûr pour produire d'une manière précise et conformément à la nature des eaux tous les effets qu'on tâche d'obtenir aujourd'hui par l'emploi immense de l'eau-mère. En ajoutant donc selon les circonstances et les besoins quelque quantité d'eau graduée aux bains, l'on augmentera par-là l'efficacité de l'eau minérale primitive, puisque l'eau graduée réprésente en forme concentrée les mêmes rapports et les mêmes élémens chimiques, qu'il y a dans l'eau saline primitive. L'on pourrait concentrer encore plus fort l'eau graduée en la faisant évaporer doucement, mais il faut y bien prendre garde de ne pas décomposer les élémens constitutifs de l'eau, par où se formeraient des produits purement artificiels, qui, bien qu'ils ne soient pas sans effet, ne sauraient jamais atteindre le but proposé. "

C'étaient les considérations finales des idées que j'avais développées dans ma brochure, par laquelle je croyais avoir ouvert un champ nouveau à l'usage de nos sources minérales. Je me flattais par l'espoir que l'expérience apprendrait à discerner les cas, où l'on devrait faire usage de l'eau minérale simple ou de l'eau saline graduée ou de l'eau-mère, et que l'on voudrait bien apprécier mes conseils à l'effet d'établir des règles invariables pour l'usage de ces substances médicamenteuses. C'est que je croyais alors, que celui qui tient à cœur de rechercher la vérité ne se laisserait guider par aucun autre intérêt que par celui de la vérité, ce qui me fit espérer qu'on ferait bon accueil à ma proposition qui n'est point chimérique, mais la conséquence logique d'un principe irréfutable, afin d'en faire ressortir l'erreur ou de la rectifier par l'expérience. Mais quel fut le sort qui me fut réservé! Tel aux vues étroites inspiré par des motifs point difficiles à deviner se formalisa de la hardiesse dont j'avais osé arracher le voile qui avait caché jusqu'alors le sanctuaire mystérieux de nos sources aux yeux des profanes. Quant à nos médecins — ne sachant pas réfuter mes propositions, — ils firent semblant de les ignorer et les firent passer inaperçus, persuadés qu'ils furent que c'était le plus sûr moyen de les enterrer pour toujours dans l'oubli. *)

Je me vis ainsi réduit à introduire moi-même ma théorie dans la pratique, et a faire avec circonspection tant d'essais que possibles pour fonder sur des bases sûres l'application

---

*) Je suis bien surpris de ce que mon confrère honorable, le conseiller intime de santé, le docteur Prieger, n'ait pas daigné faire mention de ma brochure dans le résumé de l'histoire de nos sources des années 1838 et 1839, qu'il fit paraitre en 1840 dans le Journal de Hufeland, et réimprimer plus tard séparément, tandis qu'il le croyait plus à propos de donner l'historique des découvertes nouvelles en fait d'animalcules infusoires ! ! —

de l'eau graduée. Mais je devais faire la triste expérience que des malades, souffrant de dartres invétérées ou d'indurations de glandes et n'étant point guéris par l'usage des bains fortifiés au moyen de l'eau saline graduée, se mécontentèrent de l'innovation introduite dans la cure en regrettant l'argent et le tems perdu pour suivre dans l'année suivante l'ancienne méthode qui ne pouvait réussir guère mieux contre les maux les plus opiniâtres. Ce n'est pas par un commerce fugitif de quelques semaines que le médecin des bains pourra se gagner la confiance qui ne s'achète qu'au prix de longs travaux et de soins continués durant des années. Le médecin des bains aura toujours à vaincre nombre d'obstacles et sera forcé de prendre égard à des considérations bien secondaires, qui peuvent l'entraîner même au point de laisser-là ses convictions personnelles et scientifiques pour suivre l'ancienne route sanctionnée par l'expérience et consacrée par l'usage. Partant de ces considérations-là, j'ai pris la règle de conduite d'employer l'eau graduée seulement dans les cas, où les médecins étrangers la prescrivent eux-mêmes à l'usage des bains, ou que le malade soit à la hauteur d'esprit de ne pas se laisser préoccuper par des préjugés et de n'avoir pas la faiblesse de reprocher le peu de succès, qui s'obtient peut-être, à l'eau graduée, au lieu d'en rechercher la cause véritable dans l'opiniâtreté du mal. — Afin d'établir la composition chimique de l'eau graduée, il faut prendre comme base de l'examen l'eau saline qui se trouve dans le dernier réservoir des maisons graduées et qui contient nombre moyen à 18°/₀ de parties solides. En prenant dix-huit fois les quantités respectives des élémens chimiques de l'eau primitive — à l'exception des sels carbonatés et des parties terreuses qui se déposent pendant le procédé de la graduation — nous trouverons les quantités suivantes à quelques petites différences près qui sont de peu d'importance.

Une quarte (mesure allemande) d'eau saline à 18°/₀ degrés fournira donc :

Chlorure de sodium	8	onces.
„ de calcium	$1^1/_2$	„
„ de magnium	$3^1/_2$	drachmes.
„ de potassium	33	grains.
„ de lithium	32	„
Bromure de magnium	13	„
Jodure de magnium	$1^3/_4$	„

Il résulte de là que tous les rapports de l'eau saline primitive s'y reproduisent, car c'est le chlorure de sodium qui est l'élément principal, le chlorure de calcium y tient le second rang, puis suivent les autres combinaisons de chlore, de brome et de jode selon leurs quantités respectives. Personne ne doutera que l'eau graduée n'agisse d'une manière tout-à-fait analogue à l'eau minérale primitive, à moins de croire que c'est bien inutilement qu'on se donne la peine à rechercher les élémens chimiques des sources minérales et que l'analyse chimique des corps ne sert à rien.

IV. LES DIFFÉRENS MODES D'ADMINISTRATION DANS L'USAGE DE NOS SOURCES.

Il est manifeste que l'efficacité d'une source minérale varie et dépend plus ou moins de la manière différente, dont on la tire en usage; c'est qu'un bain agira tout autrement que l'eau prise intérieurement, c'est qu'un bain à vapeur produira d'autres effets qu'une douche. Aussi y a-t-il bien des cas, où le seul point à considérer sera la manière dont on fait agir l'eau sur l'organisme et où le caractère distinctif de l'eau minérale quant à ses élémens chimiques n'est pour rien. Nous tâcherons ainsi de relever toutes les modifications que l'activité de nos sources subira dans l'usage intérieur ou extérieur de l'eau.

1. L'administration intérieure de l'eau saline prise comme boisson.

L'eau minérale entre immédiatement en contact avec la membrane muqueuse de l'estomac et des intestins, où son action se limite dabord ; les effets secondaires dépendront des relations de ces parties avec l'économie animale et de ses rapports avec les autres systèmes, qui composent l'organisme animal. Les premiers effets que l'eau minérale prise dans une quantité modérée et appropriée produit, se borneront aux organes de la digestion, où elle manifestera son influence salutaire en excitant l'appétit et en réglant la digestion. Le goût salé et amer de l'eau répugne au malade quelquefois dans les premiers jours qu'elle se prend, mais cette antipathie pour l'eau se perd en peu de tems. C'est plutôt par caprice que les enfans ne consentent pas toujours à la prendre, et il est rare qu'il faut y ajouter du lait comme correctif. Si l'on commence par boire une quantité convenable, il ne s'ensuivra point de cardialgie ni d'eructations ; ces maux-là ne se produiront qu'au cas qu'on excède la mesure prescrite, que l'eau soit prise d'une manière trop rapide ou que l'on commette des écarts dans le régime à suivre. L'eau, administrée d'une manière modérée agit comme un digestif bien doux en stimulant la secrétion de la muqueuse de l'estomac et en excitant à la fois, au moyen des rapports sympathiques, les secrétions de la muqueuse des organes respiratoires, ce qui fait tousser les malades pour qu'ils se débarrassent des glaires accumulées.

L'action de l'eau se fera bientôt sentir au système urinaire, parce qu'elle a une influence remarquable sur la secrétion de l'urine. C'est ce qui se manifestera par le besoin plus fréquent et plus pressant d'uriner, ainsi que par la quantité augmentée et la qualité changée des urines. La manière dont l'eau agit dans le commencement de la cure sur les évacuations alvines est bien variable. Quand on n'est pas accoutumé à l'eau, un ou deux verres d'eau suffisent déjà pour produire des selles abondantes et liquides, tandis qu'elle causera des obstructions à d'autres. Les effets, qui se manifesteront dans les premiers jours, ne pourront pas servir de mesure pour juger l'efficacité de l'eau ; mais l'on fera bien en tout cas de commencer par de petites quantités d'eau. Il existe en général une relation réciproque entre l'évacuation alvine et la secrétion des urines, de sorte que l'augmentation de l'une s'accompagne communément de la diminution de l'autre, en quoi nous possédons en partie un moyen de diriger l'activité de l'eau du côté où nous en attendons le plus de bien. De petites quantités d'eau prises par intervalles assez longs agissent ordinairement sur la secrétion de l'urine, tandis que de grandes quantités d'eau prises rapidement et dans un petit espace de tems, excitent des selles plus fréquentes. C'est précisément là que le public aime à enfreindre les ordonnances du médecin, parce qu'il calcule la vraisemblance du succès de la cure d'après le nombre des selles. Ceux qui ne sont pas initiés à la médecine, s'imaginent que les évacuations alvines éconduisent de suite les humeurs peccantes hors du corps, accoutumé que l'on est à reconnaître dans les selles fréquentes la preuve palpable de l'efficacité de l'eau.

Cette erreur se comprend de la part des personnes qui ne sont pas médecins mais elle ne devrait pas les pousser à commettre la faute impardonnable, de contrarier le médecin dans ses desseins en produisant par une quantité démesurée d'eau des selles fréquentes, dont le médecin ne veut pas dès le début. Notre eau minérale n'est pas un laxatif ordinaire au terme du mot, puisqu'elle manque entièrement de sels sulfatés dans sa composition chimique.

Il nous est défendu de compter au nombre des purgatifs les combinaisons de chlore et le chlorure de calcium, secondées qu'elles y sont par une quantité assez considérable de fer, à moins de regarder le dernier phénomène visible de l'ensemble des fonctions organiques comme l'essence de l'efficacité d'un remède. S'il en était ainsi, l'on pourrait attribuer des effets purgatifs à tous les médicamens et le quinquina et l'opium auraient les mêmes effets que le sulfate de soude et la rhubarbe. Quand on prend plusieurs verres d'eau minérale d'une manière trop rapide, celle-ci occasionnera d'abord de l'oppression et du gonflement d'estomac, parce que l'économie animale tâchera de se débarrasser par des vomissemens ou par des selles fréquentes de cette quantité d'eau immodérée.

C'est que l'organisation animale éloigne toujours par le chemin le plus court l'excédant d'eau prise, ce qui n'est pas à confondre avec le cas, où la nature — pour parler le langage des médecins anciens — se décharge par la voie des intestins des humeurs malignes rendues mobiles par les qualités dissolvantes de l'eau. C'est ce qui se reconnait facilement au caractère particulier des selles, qui produiront alors chez le malade un sentiment de bienaise et une agréable disposition d'esprit en exerçant une influence salutaire sur l'état du malade. En outre les selles présenteront des phénomènes critiques puisqu'elles contiennent selon la nature de la maladie, tantôt des matières visqueuses, tantôt du sang dissous ou du sang pur, tandis que les selles sont aqueuses et consistent principalement de l'eau saline dans les cas, où la nature se décharge des quantités indigestes d'eau. Dans la plupart des cas, le médecin aura ainsi à éviter au commencement de la cure les selles copieuses afin que l'eau ait le tems de pénétrer dans le corps et d'y déployer ses vertus pour sortir bien tard du corps avec les matières excrémentielles. C'est le chemin par où l'eau développera ses effets secondaires sur les glandes lymphatiques, avec lesquelles elle a des rapports spécifiques et où les effets de l'eau ne manqueront de se manifester. C'est par l'eau que la resorption des glandes lymphatiques sera excitée et ranimée et que la circulation accélérée des humeurs fera résoudre les obstructions et indurations des glandes, et c'est en rémédiant à l'état souffrant de la reproduction animale de ces organes-là que la lymphe qui court dans les vaisseaux lymphatiques s'améliorera et deviendra plus propre à la nutrition, par où les germes d'une foule d'altérations organiques seront détruits.

L'enchaînement des fonctions organiques nous fait comprendre, comment, l'organisme s'étant imprégné d'eau minérale, toutes les parties solides et liquides subissent les conséquences favorables de la métamorphose nouvelle de la lymphe, qui est l'élément le plus indispensable à la nutrition. Il n'est pas à propos de poursuivre en détail tous ces heureux résultats qui s'obtiennent aussi par d'autres moyens et en différente manière. Qu'il nous suffise de mettre au jour les vertus spécifiques de l'eau minérale, auxquelles il sera bien facile de subordonner les maladies respectives. Pour résumer enfin le caractère dynamique de l'eau minérale dans son usage intérieur, nous dirons que ses premiers effets se bornent à la muqueuse de l'estomac, d'où ils se communiquent bientôt aux reins, tandis que ses effets secondaires se font jour dans le système des glandes lymphatiques, par où la reproduction souffrante de la matière organique sera corrigée et renouvelée.

2. *Administration extérieure de l'eau sous forme de bains.*

Si c'est dans l'usage intérieur de l'eau la muqueuse de l'estomac qui est soumise directement à l'influence de l'eau, d'où l'action se communique aux autres systèmes organiques, c'est au contraire dans l'usage extérieur la peau, sur laquelle l'eau porte son effet direct et par laquelle l'action se transmet à l'organisme. Quel que soit l'organe qui absorbe l'eau, les effets secondaires seront analogues et aboutiront aux mêmes fins, tandis qu'il n'y a que les premiers effets qui diffèrent dans les différens modes d'administration. L'estomac et les intestins forment la racine des organes de la reproduction, destinée à assimiler les substances alimentaires, tandis que la peau est l'organe secrétoire qui, jetant en dehors de l'organisme certains élémens excrémentiels et nuisibles au corps, tels que les combinaisons de carbone usées, est en même tems l'organe, dont l'action absorbante reçoit de l'eau et du gas de l'extérieur pour les porter dans le système circulatoire. Il ne faut pas oublier ici que la peau est aussi l'organe du tact. En prenant en considération les rapports respectifs de ces trois fonctions avec les autres fonctions animales nous allons fixer l'effet dynamique des bains sur la peau et sur l'organisation en général.

a) Les bains d'eau minérale simple.

Il ne s'agit nullement d'examiner l'effet des degrés extrêmes de température, qui ont leur efficacité à part, mais bien celui des bains que nous appelons généralement tièdes, dont la température varie de 23—27° R., et où les phénomènes principaux sont ceux que nous ferons suivre. Aussitôt après être entré dans le bain l'on est pris d'un léger frissonnement, causé par la température de l'eau qui est au-dessous de celle de la chaleur spécifique du corps. Mais cette sensation cède bientôt la place à cette impression particulière et agréable à la peau que cause le milieu tiède, dans lequel se trouve le corps. C'est l'effet naturel du contact permanent des nerfs cutanés avec l'eau, effet analogue au frisson qu'on sent dans les bains froids et au sentiment brûlant de la peau que produisent les bains excessivement chauds, phénomènes qui prennent leur origine dans les nerfs cutanés. Les élémens de l'eau n'y manifestent point d'effets irritans, mais rendent la peau souple et glissante, ce qui peut s'expliquer par l'échange chimique qui se fait entre les combinaisons de soude contenues dans l'eau et la secrétion graisseuse de la peau. En décrassant en même temś la peau l'eau pénètre plus facilement à travers l'épiderme amollie pour agir sur les organes intérieurs.

Un phénomène constant c'est le besoin de lacher l'eau, qui se fait sentir peu après être entré dans le bain; l'urine y est saturée et de couleur foncée ce qui la distingue de celle, qui se sécerne abondamment dans les bains d'eau commune. Enfin où la température, la durée et les autres conditions du bain sont choisies d'une manière convenable et adaptée aux besoins du malade, celui-ci quittera le bain avec un sentiment de soulagement et de bien-être remarquable, par où se termineront les phénomènes produits par le bain.

Si l'on continue à prendre de la sorte les bains, tous les phénomènes énumérés se reproduiront de la même manière, et l'action salutaire du bain sur la peau ne manquera de se manifester. Les bains d'eau saline rendront la peau moins sensible, tandis que les bains tièdes d'eau commune produisent une sensibilité extrème pour l'influence de la température extérieure. Les douleurs tiraillantes dans les membres que les premiers bains augmentent peut-être, se perdront par l'usage des bains et où des sueurs excessives sont produites par une faiblesse générale, la transpiration sera ramenée à l'état normal Les blessures point cicatrisées et les ulcères, bien qu'ils s'empirent d'abord, se purifient et se ferment, et les éruptions de la peau disparaissent. Enfin les bains excitent et élèvent la reproduction de la peau dans toute son étendue, sans échauffer en aucune manière le sang. En comparant les effets de nos bains avec ceux que les bains froids et les bains calybés produisent, il faut d'abord remarquer que les bains froids fortifient en général la peau parce qu'ils émoussent la sensibilité des nerfs, ce qui fait mieux résister la peau aux atteintes extérieures et aux influences pernicieuses qui viennent du dehors. Les bains ferrugineux produisent des résultats analogues par leurs effets toniques sur la peau, tandis que nos bains excitent et animent l'action vitale de la peau du côté de la reproduction. L'eau absorbée ramènera donc à l'état normal la nutrition maladive et ouvrira le chemin par lequel la nature rejette les mauvaises humeurs, et, la reproduction de la peau rétablie, les fonctions vitales de la peau se développeront avec nouvelle énergie. Les différentes éruptions à la peau, qui apparaissent après un certain nombre de bains et qui parcourent toutes les nuances possibles depuis les papules jusqu'aux furoncules nous manifestent que c'est la reproduction de la peau elle-même qui subit de grandes modifications. Ces éruptions cutanées sont des phénomènes trop constans dans l'usage de nos bains, pour qu'on puisse les attribuer à l'influence des bains tièdes. Il y a bien des cas, où les éruptions s'installent même sans qu'il ait fallu combiner les bains avec l'eau-mère, et leur caractère spécifique se perd quelquefois où l'on ajoute trop d'eau-mère aux bains, tandis que les bains simples ou ceux qui ne contiennent qu'une faible quantité d'eau-mère engendrent des éruptions bien plus réglées et n'ayant point de formes si variables. S'il est vrai que ces éruptions-là ne sont pas toujours provoquées par une crise véritable, il faut cependant en induire que l'organisation animale a été travaillée par l'eau minérale absorbée, car il faut bien distinguer le cas, où la nature, en séparant les parties nuisibles de la masse des humeurs modifiées par les bains, fait précisement choix de la peau pour y déposer ses secrétions, d'avec le cas, où la peau est le siége de productions pathologiques, qui ne sont que les effets d'une irritation excessive locale, produite par des bains ou trop chauds ou trop abondans de substances irritantes. — Ces éruptions-là sont de la même importance pour l'administration extérieure de l'eau minérale que les évacuations alvines pour l'usage intérieur de l'eau. Nous avons vu comment les selles apparaissent à tems fixé et représentent l'effet visible de la révolution, qui s'est operée dans l'intérieur de l'organisme en modifiant et en élevant jusqu'à un certain point les fonctions des organes de la reproduction, les selles formant la crise de la révolution intérieure et en même tems souvent celle de la maladie elle-même, tandis que les évacuations excitées mal à propos empêchent l'absorption de l'eau de sorte que la vertu de l'eau s'épuise en vains efforts par son action sur les intestins où elle se prodigue inutilement.

C'est le cas analogue dans l'usage extérieur de l'eau, où les éruptions à la peau terminent les modifications préparées dans l'intérieur de l'organisme et sont les dépôts critiques qui se séparent de la masse des humeurs imprégnées de l'eau minérale. Les éruptions s'y laissent considérer dans la plupart des cas comme les phénomènes critiques de la maladie elle-même, tandis que des quantités excessives d'eau-mère ajoutées aux bains ne feraient qu'irriter d'une manière impétueuse la peau, où l'efficacité des bains s'épuiserait en irritations inutiles.

Quant aux différentes espèces de ces éruptions-là, il y a quelques caractères généraux qui nous pourront servir de guide à les classer; mais elles ne sont pas si strictement séparées dans la nature que dans le système des médecins. Le caractère critique des éruptions ne se reconnait pas d'avance et ne sera déterminé que par le succès final de la cure.

1) La première espèce des éruptions est formée par les papules ou vésicules qui apparaissent tantôt disséminées ça et là, tantôt réunies en groupes à plusieurs parties du corps, principalement à la poitrine, au dos, aux parties extérieures des membres plus fréquemment qu'aux intérieures et aux articulations. Elles suivent le cours particulier à l'espèce des papules; tandis que les unes disparaissent, les autres prennent leur place. Si on ne les ouvre pas en grattant, ce que les violentes démangeaisons des parties affectées engagent à faire, les éruptions font tomber des écailles d'une matière farineuse. C'est vers le vingtième bain qu'elles apparaissent communément.
2) L'éruption de tumeurs grosses de nature furonculeuse, se répandant principalement le long de la colonne dorsale, n'est pas rare; elle présente tout-à-fait le caractère des furoncules. Quand elles sont très petites, elles se résolvent sans suppurer; mais elles se terminent ordinairement par la suppuration en laissant des cicatrices profondes. Où la nature est une fois disposée à leur formation, leur nombre est vraiment prodigieux et le malade se sentira remarquablement soulagé après leur disparition. Cette espèce d'éruptions se manifeste principalement chez les personnes atteintes d'affections cutanées de nature scrofuleuse.
3) Une autre éruption se présente au niveau de la peau en forme de taches bleuâtres de différente grandeur qui ressemblent tout-à-fait aux taches produites par les sugillations à la suite de contusions. Elle ressemble beaucoup à l'exanthème de pourpre et parcourt toutes les nuances des couleurs; elles deviennent vertes, puis jaunes jusqu'à ce qu'elles disparaissent entièrement. C'est Vogler qui a

observé, il y a longtems, cette forme d'éruption comme un des effets produits par les eaux d'Ems. Je suis loin d'affirmer que l'apparition de cette éruption est toujours de bon augure pour la guérison parce qu'elle ne prouve pas toujours que les stagnations dans le système veineux soient dissoutes et que les tubercules soient resorbés.

4) C'est entre le vingtième et le trentième bain que de petits tubercules, au sommet transparent, entourés d'une circonférence rouge foncée et causant des démangeaisons insupportables, se développent de préférence aux parties du corps qui sont couvertes de poils, autour des parties génitales et dans l'aisselle des bras ainsi que dans la jointure des genoux et du coude. Ces tubercules se transforment en peu de tems en pustules véritables — remplies de pus — qui ressemblent tout-à-fait à la petite-vérole naturelle. Elles restent plusieurs jours en fleur parfaite jusqu'à ce qu'elles sèchent en se couvrant de croûtes épaisses qui se détachent peu à peu. Cette éruption ne se manifeste qu'une fois durant la cure et après avoir parcouru toutes les métamorphoses elle ne se renouvelle plus, quand même on continue à prendre les bains. Cette forme d'éruptions cutanées atteint de préférence les personnes affectées de dartres d'origine scrofuleuse et elle a fréquemment un caractère vraiment critique; elle n'a pas encore été observée comme l'effet d'autres sources minérales.

Si c'est dans l'usage extérieur de l'eau la peau qui est le foyer où se concentrent les différens phénomènes de l'action de l'eau, celle-ci ne s'y arrête pas et va se manifester dans d'autres parties de l'organisation. L'eau reçue par l'absorption dans la masse des humeurs y produit des changemens analogues à ceux qui s'apperçoivent dans l'usage intérieur, à la différence que ce sont dans l'administration extérieure la peau et les glandes lymphatiques superficielles qui subissent l'influence directe de l'eau, tandis que c'est dans l'emploi intérieur la muqueuse intestinale et le système des glandes abdominales qui sont soumises à l'action directe de l'eau. Si l'on considère que l'organisme animal représente un tout indissoluble dont les oscillations se communiquent mutuellement par l'action réciproque qui existe entre les organes et les systèmes qui composent le corps animal, l'on conçoit que l'on aboutira sûrement aux mêmes fins en combinant les différens modes d'administrer l'eau.

b) Bains fortifiés à l'aide d'autres substances.

C'est seulement dans les cas où le mal n'est pas encore invétéré ou en cas d'irritabilité excessive de la peau que le médecin pourra se borner aux bains simples; mais dans la plupart des cas l'on ne peut espérer parvenir au but sans combiner d'autres substances avec le bain. Déterminer le choix de ces substances-là et les employer en tems et à propos, c'est le problème que nous allons maintenant résoudre.

Il faut d'abord distinguer dans l'efficacité d'un médicament entre l'effet local primitif et les effets secondaires qui en résultent; c'est une loi générale qui s'applique de même à l'action de l'eau minérale. En ajoutant de petites quantités d'eau-mère ou d'eau graduée l'effet local des bains s'accroîtra proportionnellement; la peau y deviendra alors plus graisseuse au toucher et les membres plus flexibles et souples. La saturation plus forte d'eau minérale y fera resorber une quantité bien plus grande d'élémens actifs, qui augmenteront en dernier résultat aussi les effets secondaires. Ceux-ci seront toujours proportionnés à l'augmentation de l'action locale jusqu'au moment où d'autres circonstances viennent à troubler ces relations réciproques, c'est-à-dire où l'eau minérale cessera d'agir par ses *qualités spécifiques* sur la peau parce que c'est la *quantité excessive* des élémens chimiques de l'eau, qui commence à se faire valoir et à prédominer dans l'action locale de l'eau. C'est que la peau y perd sa faculté de recevoir et de propager les vertus médicatrices du bain à l'intérieur, parce qu'elle se borne à réagir contre l'irritation locale de l'eau. Les effets secondaires du bain seront anéantis et supprimés d'autant plus par la réaction locale de la peau, que celle-ci perd dans un tel état d'irritation aussi la faculté d'absorber le liquide et que l'absorption ne peut se faire qu'avec difficulté dans l'eau minérale concentrée au point que le corps a peine de se tenir au fond de la baignoire. Il résulte de là qu'en combinant trop de substances avec les bains, la vertu particulière de nos sources ne pourra point se deployer puisque c'est dans l'irritation locale de la peau que leur action se résume et se concentre, effet, dont on peut tirer parti dans quelques affections de caractère torpide. Ainsi ne faut-il jamais perdre de vue le caractère double qui se développe dans l'efficacité de notre source et qui est déterminé toujours par la différence qu'il y a dans le mode d'administration ; c'est pourquoi il est de notre devoir de circonscrire la sphère d'action qui appartient à chaque différente manière d'administrer l'eau. Mais il n'est pas si facile de définir les limites qui séparent l'action locale de l'action spécifique secondaire, parce que les éruptions à la peau qui sont communément les indices des effets secondaires n'y peuvent pas toujours nous servir de mesure. Ce n'est ni la délicatesse de la peau ni le degré de sensibilité pour les influences extérieures qui peut régler la conduite du médecin ; car la peau délicate et transparente des dames est souvent fort insensible à l'action d'un bain, qui irriterait au plus fort la peau rigide et dure d'un forgeron. Aussi ne sommes-nous pas toujours à même de produire ces éruptions critiques par les plus grandes quantités possibles d'eau-mère et il y a des cas où l'on réussirait bien mieux par l'emploi de petites quantités d'eau-mère, car il résulte de ce que nous avons dit, que la concentration de l'eau minérale portée à un certain point empêchera tellement l'absorption que les effets secondaires ne pourront aucunement se manifester, et qu'une grande quantité d'eau-mère ne fera que fort peu d'effet.

Voilà l'inverse de la règle générale qui établit qu'une grande quantité d'un remède quelconque produira nécessairement des effets y proportionnés.

C'est en prenant en considération tous les phénomènes qui se développent successivement durant la cure et en les comparant avec les éruptions critiques de la peau que le médecin guidé et éclairé par l'expérience trouvera des bases sûres pour fixer l'usage de l'eau-mère et de l'eau graduée.

Quand il s'agit de produire une irritation purement locale par la quantité des ingrédiens, il est indifférent de choisir entre l'eau graduée et l'eau-mère. Mais il faut bien distinguer entre ces substances-là où l'on veut faire ressortir les vertus particulières de la source. Quand même il est vrai que ces substances médicamenteuses s'emploient contre les mêmes maladies, leur efficacité et leur manière d'agir n'est pas pour cela identique. Si l'opium et la jusquiame sont des spasmodiques, il y a cependant une grande différence entre les qualités de ces deux remèdes.

Je termine ces considérations en communiquant ce que l'expérience m'a appris concernant le caractère distinctif de l'eau-mère et de l'eau graduée. Ces deux substances-là agissent d'abord directement sur la peau et sur le système glandulaire. Mais il faut préférer l'eau graduée, où le mal a son origine dans la peau elle-même, parce que l'eau graduée est plus efficace par exemple contre l'atonie de la peau, contre les sueurs excessives, etc. L'eau-mère au contraire est plus appropriée aux cas où la maladie cutanée est l'effet secondaire de l'affection idiopathique des glandes. J'ai vu en outre les meilleurs résultats de l'emploi de l'eau graduée contre les maladies opiniâtres de personnes au tempérament sanguin, tandis que l'eau-mère se recommande davantage à l'usage des personnes d'une constitution torpide *).

---

*) C'est afin d'augmenter le nombre des expériences à faire sur l'emploi de l'eau graduée supprimée jusqu'aujourd'hui par des préjugés déraisonnables, qu'il serait à désirer que les médecins étrangers, en envoyant des malades à nos sources, se décidassent eux-mêmes pour l'un ou l'autre des ingrédiens et en instruisissent d'avance les malades.

3. Différens modes d'administration de valeur subordonnée.

L'eau s'applique aussi d'une manière plus locale en forme de fomentations, de lotions, de bains locaux, d'injections et de lavemens. L'eau conserve dans l'administration locale son efficacité naturelle et ne sert que d'auxiliaire local pour faire réussir la cure. L'on doit y fortifier l'eau par l'eau-mère ou par l'eau graduée, ou l'on peut adoucir ses qualités irritantes en y mélangeant de l'eau douce, du lait ou du mucilage. L'eau s'y applique tantôt froide, tantôt chauffée à un certain degré plus ou moins longtems selon les circonstances. L'on se sert des lavemens en qualité de remède topique appliqué à la partie inférieure du conduit intestinal, ou à l'effet de réagir par cette voie indirecte sur le système des glandes abdominales. L'eau agira ici principalement sur les parties inférieures de l'organisme, tandis que l'eau prise par la bouche manifestera son effet de préférenc sur les organes supérieurs qui ont des rapports intimes avec l'estomac.

4. Administration de l'eau minérale en forme de douche.

La douche est un auxiliaire puissant pour le traitement à suivre. Mais l'effet de la composition chimique de l'eau ne saurait s'y déployer, parce qu'il s'agit de produire des effets qui résultent de la commotion locale, de l'épaisseur du jet d'eau et de la température de l'eau employée, de sorte qu'il y a à peine quelque différence remarquable entre l'efficacité des douches salines et celle d'autres sources minérales.

Il y a dans la nouvelle maison de bains tous les arrangemens à prendre toute forme de douches.

5. Le bain à vapeurs.

Le bain à vapeurs n'agit pas seulement sur la peau, mais aussi sur les organes intérieurs, principalement sur la muqueuse des cellules bronchiales. Il excite puissamment la transpiration, car les vapeurs en conduisant plus mal le calorique que l'eau et ayant une capacité inférieure à celle de l'eau pour le calorique, peuvent être employées à un degré de température bien plus haut que l'eau elle-même. C'est pour prendre les bains à vapeurs de sel qu'on a disposé de petits cabinets qui n'égalent pourtant ni en grandeur ni en étendue les établissemens d'Ischl.

Nous possédons en outre un bain russe parfaitement accommodé à tous les besoins. Son effet principal c'est d'animer l'action vitale de la peau par l'échange rapide des températures chaudes et froides.

6. *Effets de l'air respiré près les bâtimens gradués.*

Il est naturel que l'atmosphère tout autour des maisons graduées s'imprègne des substances chimiques de l'eau, qui s'y volatilise. Car d'après le calcul du directeur des salines, M. le conseiller supérieur de finances Geyger, il se volatilise journellement plus de 43,000 pieds cubes d'eau dans les maisons graduées de la saline Théodore.

L'air qui s'y respire, cause une sensation rafraichissante et une odeur tout-à-fait particulière. Ce sont les émanations constantes de l'eau qui communiquent à l'air un caractère tout-à-fait particulier, et l'odeur spécifique qui s'y fait sentir indique assez qu'il y a dans l'air des substances volatiles que l'analyse chimique n'a pas encore déterminées.

Cette odeur spécifique ressemble beaucoup à celle des côtes couvertes d'algues et à celle que les vapeurs fort subtiles de jode et de brome répandent. L'atmosphère à l'alentour des maisons graduées est d'un effet spécifique sur l'organisme animal, et l'homme en santé y respire avec plus d'énergie et avec une sensation particulière rafraichissante. Il faut y considérer d'abord que les inspirations profondes et involontaires, qui en sont le résultat, manifestent selon les expériences de Ramadge, une influence salutaire sur les poumons et sur les muscles qui aident la respiration.

L'humidité de l'air salin a encore un effet rafraichissant, en modérant et diminuant à la fois l'irritation maladive des voies aériennes, pendant que les substances volatiles dispersées dans l'air agissent encore sur l'action vitale des parties avec lesquelles elles entrent en contact. La respiration de l'air salin est par conséquent salutaire pour plusieurs affections catarrhales et se recommande surtout où l'irritabilité des parties n'est pas portée à un haut degré où l'irritation continuelle excite à tousser et que la poitrine est embarrassée de pituite.

Ce n'est pas aux organes de la respiration que l'air salin borne ses effets, parce qu'ils se répandent sur tout le corps à l'intermédiaire des voies aériennes et par l'action directe de l'air salin sur la peau. C'est par là qu'ils modifient et guérissent certaines altérations dans l'irritabilité du système nerveux, en corrigeant en même tems les aberrations de l'état normal dans les organes de la reproduction.

IIe CHAPITRE.

De l'emploi thérapeutique des sources minérales de Kreuznach.

„Le médecin doit prendre en considération toutes les conditions de l'organisation animale et regler l'influence des choses extérieures sur l'économie animale, en sorte qu'elles ne répugnent point à la nature ni outrepassent la mesure naturelle. Il lui faudra compenser ce qui manque à l'organisme et ouvrir les chemins par où les parties nuisibles pourront s'en aller. Voilà la voie de la nature qu'il faut suivre dans l'art difficile de la thérapeutique, que bien peu de médecins connaissent, encore moins pratiquent, et que le plus petit nombre connait et pratique en même tems.“

Vetter.

C'est en développant les vertus spécifiques d'un médicament qu'on détermine déjà l'étendue de son usage contre les maladies spéciales, parce que nous devons regarder l'efficacité d'un remède comme le résultat général qu'on a tiré et abstrait de toutes les expériences isolées. Ainsi donc, les qualités dynamiques d'un médicament une fois connues, les indications thérapeutiques pour son emploi s'en déduiront tout simplement. Mais tout en considérant bien les indications fondées sur des observations dignes de foi, il nous faut bien prendre garde de ne pas accumuler et entasser une foule de maladies, qui n'ont que des rapports indirects avec le remède respectif. C'est ce qui effacerait les relations spécifiques qu'il a avec une certaine classe de maladies en lui faisant perdre la place qu'il occupe à si juste titre dans la matière médicale. Ainsi tâcherons-nous de ne pas étendre au-delà de ce qui est dû, le cercle de l'efficacité de nos sources afin de fixer strictement les limites qui les séparent d'avec autres médicamens semblables; car c'est le moyen de faire ressortir leur importance et leur utilité salutaire, qui ne sera point démentie par l'avenir.

I. L'eau minérale, qu'elle soit absorbée par le conduit ntestinal ou par la peau, agira toujours principalement sur le système des glandes lymphatiques; c'est là que se concentreront toutes les modifications apportées dans l'organisation par les eaux salines, qui se recommandent par conséquent contre les affections des glandes lymphatiques. Les maladies de ce système organique sont de la même diversité que celles des autres organes; car, depuis l'irritabilité anomale, qui fait fonctionner l'organe d'une manière déréglée jusqu'aux dégénérations les plus pernicieuses, il y a une foule immense d'affections glanduleuses, qui doivent être traitées chacune selon sa nature. Mais il est une maladie qui mérite d'être appelée de préférence *affection des glandes*, c'est la *maladie des scrofules* qui présente des phénomènes si particuliers et marquans, qu'on aime à la regarder comme une maladie à part, etant mise au nombre des dyscrasies, bien qu'elle prenne son origine dans le système des glandes lymphatiques. Ce sont les vaisseaux et glandes lymphatiques qui, en mettant en communication le système circulatoire du sang avec les organes de la digestion, forment l'appareil intermédiaire, où les élémens nutritifs, après s'être séparés des matières crues ou nuisibles, se mêlent aux secrétions des glandes et vont former une liqueur homogène, qui s'appelle selon sa qualité et son origine tantôt chyle, tantôt lymphe, et présente une espèce de liqueur nutritive, qui va prendre tous les caractères du sang après s'être versée dans le torrent de la circulation. C'est précisément dans la place que le système lymphatique tient entre les organes qui assimilent les substances introduites de l'extérieur dans l'économie animale et le système circulatoire qu'il faut surtout rechercher l'origine de ses maladies. Quand les substances alimentaires sont de nature trop disparate quant à leur quantité ou qualité, pour que les vaisseaux lymphatiques s'épuisent en vain à sécerner et à produire sans mélange hétérogène les élémens appropriés à l'alimentation, le sang, en recevant par là des élémens préparés imparfaitement et peu propres à la nutrition, ne pourra aucunement conserver l'intégrité indispensable à la reproduction des organes. De là résulte que de profondes altérations du système lymphatique se feront sentir peu-à-peu par l'organisation animale, qui en portera plus ou moins l'empreinte. Certainement, il n'existe pas de maladie qui ait un caractère plus prononcé et des symptômes plus saillans que les scrofules. Les uns, en héritant de la prédisposition scrofuleuse de leurs parens ou dotés avant leur naissance du poison scrofuleux naissent avec les indices apparens de la maladie, qui ne se manifeste chez quelques-uns que lors de l'époque de la première dentition. Les autres nés de parens qui jouissaient d'une santé parfaite, s'acquièrent les scrofules dans le cours des années en suite de la nourriture et du traitement inconvenable qu'ils reçoivent, de sorte qu'il faut bien distinguer entre les scrofules héréditaires et les scrofules acquises après la naissance. Les scrofules peuvent se manifester enfin chez des personnes d'une constitution sensible *(scrofulæ erethicæ)* ou d'une constitution phlegmatique *(scrofulæ torpidæ)*, ce qui constitue deux formes de scrofules : la forme *sensible* (éréthique) et la forme *atonique* (torpide) de scrofules. — La forme sensible se développe chez les personnes d'une constitution délicate, au teint pâle, aux joues vermeilles et transparentes, aux cheveux blonds et doux, aux formes sveltes et élancées, et qui se distinguent communément par une grande vivacité d'esprit et un caractère fort aimable. La forme torpide se manifeste au contraire chez les individus d'humeur fâcheuse et chagrine qui sont remarquables par leur paresse d'esprit et se caractérisent par le visage terreux, le nez gros, les lèvres supérieures bouffies, les cheveux foncés et hérissés, le gros ventre et le corps ramassé. C'est à l'époque de la seconde dentition que la diathèse scrofuleuse va se perdre chez les uns, tandis qu'alors elle commence à se développer chez les autres dans ses formes les plus hideuses. Si c'est communément l'époque de la puberté qui met un terme à la maladie, elle se continue pourtant quelquefois jusqu'à l'âge viril en reparaissant sous ses formes primitives ou en prenant la forme nouvelle et dangereuse des tubercules pulmonaires. Aussi y a-t-il des cas où la maladie semble s'être assoupie durant toute l'époque de la puberté, pour se reveiller au déclin de la vie ; car c'est à l'époque critique des femmes que les affections variées des parties sexuelles se développent, auxquelles l'on peut comparer les maladies de la prostate qui à la même époque de la vie sont bien fréquentes chez les hommes.

Les médecins, qui ont combattu de tout tems cet ennemi dangereux de la santé par toutes les armes que fournit la matière médicale, vinrent à désesperer enfin de trouver un spécifique contre les scrofules qui ne se guérissent que par une révolution totale opérée dans la nutrition primitivement anomale. Si l'on considère que le régime et la diète ont toujours occupé une des premières places dans le traitement des scrofules il faut avouer que les meilleurs moyens de combattre la prédisposition héréditaire aux scrofules ou d'arrêter les progrès d'une disposition qui se développe après la naissance, ce seront, le choix d'une nourriture qui s'assimile plus facilement à la matière animale, l'échange de l'air humide et enfermé pour une atmosphère claire et d'accès libre aux rayons du soleil, et l'exercice convenable du corps en promenades et jeux gymnastiques. — Il y a bien des cas où ces moyens diététiques peuvent rendre la force nécessaire à l'organisation pour rétablir l'équilibre perdu, et où le corps se débarrassera par des évacuations et des éruptions critiques de ses parties nuisibles et excrémentielles. C'est le cas où la dyscrasie se borne encore aux humeurs sans avoir attaqué les parties solides du corps. Mais les moyens diététiques ne pourront plus atteindre le but proposé, où des indurations, des blennorrhées, des fleurs blanches et des éruptions cutanées indiquent que la dyscrasie a passé aux organes les plus importans. C'est là qu'il faut recourir à bien d'autres remèdes, qui ont des rapports plus directs avec les organes et les tissus, où les scrofules ont leur siège principal et qu'il faut tâcher de détruire le mal dans sa racine en poursuivant l'ennemi le plus opiniâtre de la santé humaine jusque dans ses retranchemens les plus reculés.

S'il est vrai que les sources salines ont tenu de tout tems une place distinguée parmi les remèdes antiscrofuleux, il n'y a que depuis une dixaine d'années que la réputation de Kreuznach s'est faite, dont les sources sont reconnues aujourd'hui comme un des remèdes les plus souverains contre toutes les affections scrofuleuses. C'est l'opinion généralement reçue par les écrivains les plus compétens sur cette matière, et voici le jugement qu'en porte le docteur Vetter (*V.* p. 89 de son „Traité populaire sur les sources.“) : „Kreuznach tient la première place parmi les sources salines contenant du jode et du brome, qui en général sont d'une efficacité éprouvée contre tous les cas où les tissus organiques sont attaqués de dégénérations scrofuleuses, où les indurations des glandes sont déjà profondes et étendues, où la peau et les os sont déjà pris, ce qui se manifeste par les ulcères, les éruptions à la peau, la courbure et l'enflure des membres et des vertèbres, enfin où prédomine un certain degré d'insensibilité pour les irritations extérieures.“

Voilà le jugement de l'écrivain judicieux qui vient d'approfondir les propriétés de toutes les sources minérales, jugement qui se reproduit à plusieurs endroits de son „Manuel théorétique et pratique sur les sources minérales.“

Encore y lisons-nous (*V.* vol. Ier p. 363) les paroles suivantes : „Kreuznach jouira de sa réputation bien méritée tant qu'il existera des affections de glandes et de vaisseaux lymphatiques, et tant qu'il y aura des membranes muqueuses qui sécernent d'une manière anomale, et des dégénérations albumineuses." Mais à quoi alléguer de telles autorités, où la foule des maladies guéries par l'usage de nos sources fait foi de l'efficacité de nos sources ? Quelle que soit la forme des scrofules, qu'elles soient héréditaires ou acquises, éréthiques ou torpides, elles seront combattues avec succès par les sources de Kreuznach, depuis les ulcères et les affections cutanées jusqu'aux maladies des glandes et des os, pourvu qu'on ait soin d'adapter le mode d'administration de l'eau au caractère spécial de l'affection scrofuleuse et à l'individualité du malade. Loin d'exagérer en aucune manière l'efficacité des sources salines de Kreuznach, nous pourrons confirmer le jugement qu'un des premiers médecins de l'Allemagne, le docteur Hufeland, portait sur les sources salines : „C'est que l'on pourra espérer de leur usage encore la guérison dans les cas les plus opiniâtres, où les autres remèdes antiscrofuleux ont échoué."

Il faut suspendre l'usage de nos sources pour quelque tems dans les cas d'inflammations accidentelles, qui accompagnent fréquemment les affections scrofuleuses; car ce serait exposer la vie du malade, que de lui faire prendre les eaux par exemple dans une inflammation des glandes abdominales. L'usage des sources exige surtout de grandes précautions dans les inflammations incidentes et locales, qui arrivent fréquemment dans la forme sensible des scrofules, où il est souvent bien utile à la cure intérieure d'adoucir l'eau minérale par du lait, tandis que l'on ne sera guère forcé d'ajouter aux bains de l'eau de pluie, du son, de la drèche ou d'autres mélanges qui modifient et tempèrent les propriétés de l'eau.

Si l'opiniatreté du mal réquiert un auxiliaire fortifiant, il faudra préférer en général l'eau graduée à l'eau-mère dans la forme sensible des scrofules, en prenant pourtant soin de ne suréxciter pas l'organisation, puisque les évacuations alvines forcées et les éruptions à la peau excitées mal à propos empècheraient l'effet de l'eau de se manifester et consumeraient les forces du malade. C'est le lieu où les bains tièdes d'une température de 24 — 20° R. sont bien à propos. En même tems il faut y être bien à ses gardes de ne pas commencer trop tôt l'usage topique de l'eau minérale, ce qui fera empirer le mal local. Bien que l'on fût longtems attaché à l'erreur que c'était l'usage de sources, contenant de la soude, par exemple des eaux d'Ems, qui conviendrait le plus aux scrofules éréthiques, l'expérience nous a cependant appris que les sources salines de Kreuznach, toutes les précautions d'ailleurs prises, sont de haute efficacité contre cette forme particulière de scrofules. C'est à l'appui de cette opinion que je ferai suivre un passage, tiré de l'ouvrage de Vogler sur les eaux d'Ems : „Je ne saurai partager la théorie de quelques praticiens — disait-il dans une note (*V.* p. 178) de son ouvrage — que la soude et les sources minérales alcalines seraient les plus appropriées à la forme éréthique des scrofules, tandis que les sources salines contenant du brome et du jode seraient plus propres aux scrofules des personnes d'un tempérament flegmatique. Quand il s'agit de combattre les scrofules quelle qu'en soit la forme, j'accorderai toujours la préférence aux sources salines de brome et de jode pourvu qu'on sache régler la cure conformément aux besoins et à l'individualité du malade."

Sans contredit les eaux de Kreuznach seront de la plus haute efficacité contre toutes les formes des scrofules torpides. C'est là le véritable terrain assigné aux propriétés de nos sources, et où elles ont déployé jusqu'aujourd'hui leurs vertus incomparables en arrêtant les ravages de la maladie la plus dangereuse à l'organisme animal. Ce seront les cas, où l'on fera prendre l'eau tant à l'intérieur qu'à l'extérieur en ajoutant l'eau-mère aux bains, que l'on doit fortifier progressivement jusqu'à ce que la peau vienne à réagir dans toute son étendue. Où il y a un mal local il sera aussi permis d'appliquer l'eau saline simple ou fortifiée plutôt comme remède topique. La température la plus favorable aux bains sera de 24—26° R. dans cette forme de scrofules.

Les formes différentes, sous lesquelles les scrofules apparaissent, sont fort variées, attendu que tous les organes et systèmes organiques en peuvent être atteints, les scrofules attaquant aussi bien les tissus les plus délicats de l'œil que le tissu cellulaire, qui occupe le rang le plus bas dans les formations organiques; les membranes sereuses et muqueuses ainsi que la substance médullaire du cerveau et la texture des os n'en sont point épargnées. De là résulte un nombre infini d'affections scrofuleuses qui toutes cèdent à l'usage de nos sources modifié selon les circonstances, bien qu'elles présentent une apparence bien diverse et prennent en grande partie un caractère tout-à-fait indépendant. La guérison de toutes les formes locales de scrofules se fera pourtant avec d'autant plus de facilité par l'usage de nos sources, qu'elles sont en rapports plus intimes avec la dyscrasie qui leur donne origine. Mais si ces rapports-là ne sont pas si étroits, que les dégénérations locales présentent plutôt des restes de scrofules anciennes et qu'elles aient acquis une certaine indépendance organique, l'influence des sources salines sera de nature plus secondaire et le mode d'administration devra se modifier de beaucoup. C'est le cas de fortifier les bains jusqu'à l'irritation locale et de prendre recours aux fomentations, à la douche et à d'autres applications topiques pour seconder la cure.

Passons maintenant aux variétés différentes de scrofules, qui se guérissent le plus fréquemment par l'usage de nos eaux salines :

I. SCROFULES DES GLANDES CONGLOBÉES — AFFECTIONS SCROFULEUSES DES GLANDES.

a) Scrofules des glandes abdominales et intestinales.

Les glandes conglobées intestinales et mésentériques étant atteintes du poison scrofuleux l'affection réagira nécessairement sur toute l'organisation, parce que ce sont les organes servant à la production du chyle qui y sont en état de souffrance. Ces affections-là parcourent différentes métamorphoses depuis la tuméfaction des glandes jusqu'au ramollissement et la suppuration; la main y sentira des tubercules durcis, isolés ou réunis les uns aux autres, ne causant des douleurs que quand les parties sont prises d'inflammation.

Le bas-ventre y est enflé et tendu et la digestion s'y fait d'une manière anomale. Les enfans qui souffrent de cette maladie, s'amaigrissent et ont la physionomie remarquable des vieillards. D'après les indications généralement données pour le traitement des scrofules, il faut y recommander l'usage de nos sources dans toute son étendue. Aux enfans de constitution sensible l'on fera prendre des bains d'une température assez froide, en les fortifiant, où il le faut, par l'eau graduée, et en leur faisant prendre intérieurement l'eau atténuée par du lait. Les enfans de constitution phlegmatique au contraire pourront prendre intérieurement de bien plus grandes quantités d'eau, et prendre en même tems des bains d'eau-mère et des lavemens d'eau saline. Le régime convenable, le séjour à la campagne et l'exercice du corps ne contribueront pas peu au succès de la cure. Ce traitement-là fera résoudre peu-à-peu les indurations, le ventre s'ammollira, la digestion se réduira à l'état normal, les traits enfantins regagneront leur fraicheur naturelle et la guérison s'accomplira par des crises qui se manifesteront dans les urines, les selles et les éruptions cutanées.

b) Glandes scrofuleuses du tissu cellulaire subcutané.

Cette espèce de glandes scrofuleuses se développe de préférence au cou et dans la région inguinale, en se produisant sous la forme de tubercules isolés ou réunis qui ne causent guère de douleurs et restent longtems stationnaires au même degré de développement avant de se terminer en différentes manières. Chez les uns ces affections-là laissent des indurations innocentes qui sont insensibles aux remèdes et doivent être écartées par une opération chirurgicale; chez les autres, les tumeurs s'amollissent et s'évanouissent peu-à-peu, puisque leur contenu est resorbé et rejeté par les organes de la secrétion, ou la peau, recouvrant les tumeurs, commence à rougir et les glandes percent en causant des douleurs et en formant des ulcères scrofuleux remplis d'un pus caséeux.

C'est contre toutes les affections scrofuleuses de telle nature que les eaux de Kreuznach seront efficaces. Dans l'induration des glandes scrofuleuses il y a même lieu d'espérer encore d'heureux résultats de l'action de nos sources, si le produit de la maladie scrofuleuse n'est pas entièrement détaché de la racine du mal, et qu'il entretienne encore quelque liaison avec la dyscrasie fondamentale. Mais l'on y pourra attendre de bien plus sûrs effets de l'usage du jode pur qui s'emploie tant à l'intérieur qu'à l'extérieur, en cas que l'on ne désespère pas de réussir par les remèdes; car il est évident que le jode surpasse de beaucoup l'eau minérale quant à sa vertu spécifique de résoudre les indurations, parce qu'il agit directement en excitant et en activant l'absorption ce que l'eau ne peut faire que par ses effets secondaires. Dans les cas au contraire, où la tuméfaction des glandes a un caractère passif et que la dyscrasie ne soit pas encore éteinte, l'usage des eaux salines aura des effets merveilleux et fera résoudre les tumeurs avec ou sans phénomènes critiques. Où la tendance à former des ulcères prévaut, l'eau minérale sera appliquée localement à l'effet d'ammollir les glandes, qui s'ouvrent et se guérissent d'ordinaire fort rapidement. Si l'état anomal des ulcères l'exige, il nous faut souvent un traitement plus ou moins compliqué, mais dans la plupart des cas l'usage des sources minérales nous y suffira.

Les eaux de Kreuznach doivent être considérées comme le remède le plus approprié contre bien des maladies des glandes conglomérées, du foie, de la rate, des testicules, de la prostate, qui naissent des scrofules ou ont des rapports plus ou moins étroits avec elles. Il se peut même que les eaux salines pourront être bien salutaires contre les affections semblables de ces organes-là qui sont porduites par d'autres dyscrasies, mais d'autres sources y auront un effet bien plus sûr.

2. Scrofules des membranes muqueuses.

Toutes les membranes muqueuses du corps peuvent être attaquées de la dyscrasie scrofuleuse, qui y produit des affections variées, dont la blennorrhée est le symptôme commun. Que celle-ci se produise sous la forme de catarrhe chronique des organes respiratoires ou de leucorrhée dans la sphère génitale, l'eau saline sera toujours d'effet où les scrofules sont la source de la maladie. Il est évident que le mode d'administration s'y devra modifier toujours selon l'organe affecté puisqu'il faut avoir recours aux injections d'eau saline dans la leucorrhée et faire respirer les vapeurs d'eau saline ou l'air salin des bâtimens gradués aux personnes souffrant de catarrhes chroniques des voies aériennes.

Observations supplémentaires : C'est le lieu d'ajouter quelques mots sur l'utilité de nos sources contre la phthisie tuberculeuse. Tout le monde est d'accord de reconnaître l'insuffisance de tous les remèdes contre cette maladie, qui est autant pernicieuse que fréquente; car les tubercules une fois développés la consomption rapide conduit infailliblement à la mort. Quoi que l'identité des tubercules et des scrofules ne soit pas encore prouvée, il y a pourtant certains liens de connexion entre eux. En considérant que des tubercules se développent fréquemment après la cessation des scrofules dans un âge plus avancé, que ces maladies alternent chez les membres des familles douées de la disposition héréditaire aux tubercules, et qu'elles ont une grande ressemblance quant à leur origine et leur développement, il faut bien affirmer qu'elles sont de nature bien semblable, pour ne pas dire identique. Il est donc de toute vraisemblance, ce que l'expérience nous a appris, c'est que nos sources, considérées comme un des remèdes les plus efficaces contre les scrofules, sont conséquemment un des premiers préservatifs contre le développement des scrofules chez les jeunes gens qui se distinguent par la disposition héréditaire à la phthisie tuberculeuse. Mais l'usage de l'eau minérale sera bien funeste au contraire et devra être interdit dans les degrés plus avancés de l'affection pulmonaire, quand l'inflammation, accompagnant les tubercules, a déjà commencé à faire ses ravages. Peut-être que l'air respiré près des bâtimens de graduation y pourra encore faire du bien aux malades.

3. *Scrofules des os et des articulations.*

Les scrofules se produisent dans le système des os et des articulations sous des formes et gradations bien variées, qui par leur nature insidieuse et leurs progrès imperceptibles doivent être mises au nombre des affections scrofuleuses les plus opiniâtres et les plus destructives.

a) Le mal s'appelle *fongus* ou *tumeur blanche* quand les articulations sont prises, ce qui peut être aussi le résultat d'autres dyscrasies. Cette affection se caractérise en général par le gonflement douloureux des articulations, notamment de celles des coudes et des genoux, par la tension et la tuméfaction des parties entourantes et par la difficulté et même l'impossibilité du mouvement des parties affectées. L'affection y prend plutôt son origine dans les ligamens, les tendons, les cartilages, dont les articulations se forment, que dans la texture des os, qui ne sont atteints que secondairement.

b) Une autre affection prend la forme de la carie scrofuleuse et de la maladie des os dite *Pédarthrocacé*. La substance osseuse y est le foyer du mal, puisque les articulations et les parties moyennes des os creux et aplatis y sont attaqués primitivement, tandis que les parties molles n'y sont entraînées que plus tard. L'ulcération des parties affectées y fait naître une foule de maladies qui menacent la vie ou troublent du moins les fonctions les plus importantes de l'organisme. Il faut compter ici la plupart des affections scrofuleuses des os, du carpe et du tarse, des doigts et des orteils, l'affection de la hanche connue sous le nom *luxation spontanée*, l'affection de la colonne vertébrale qui s'appelle *le mal de Pott*, et bien d'autres affections ulcéreuses des os plats et creux.

c) La *rhachitis* est la troisième forme de scrofules qui se manifeste dans les os. Bien que son homogénéité avec les scrofules puisse encore se contester, elle est pourtant en connexion intime avec la dyscrasie scrofuleuse; car la tuméfaction des glandes, l'état anomal de la digestion et la disposition héréditaire leur sont communs. Le mal a ici son siége dans la substance osseuse elle-même, dont les parties terreuses se diminuent au point que les os perdent leur forme naturelle et vont se courber de toute manière.—Les enfans rhachitiques n'ayant pas la force de se tenir debout, apprennent bien tard à marcher ou le désapprennent, quand ils ont déjà acquis auparavant la faculté de marcher. Les fontanelles de la tête y restent longtems ouvertes; la tête elle-même est grosse et les têtes des os creux y sont enflées. Les glandes abdominales, surtout le foie et les reins, sont développées outre mesure, et le phosphate de chaux prédomine dans les sels contenus dans les urines.

C'est contre toutes ces affections scrofuleuses et les maladies qui en dérivent, que l'usage intérieur et extérieur de nos sources est d'une efficacité merveilleuse, et c'est là qu'il faut souvent recourir en même tems à l'huile de poisson qui agit principalement contre les affections scrofuleuses des os. Comme ces affections-là attaquent de préférence les individus de constitution phlegmatique, les bains y pourront être fortifiés sans aucune crainte de nuire. Aussi faudra-t-il y faire observer le régime convenable aux personnes scrofuleuses.

Il nous reste encore quelques variétés scrofuleuses qui doivent être mentionnées à cause de l'importance des organes affectés, bien qu'elles ne fassent que reproduire tous les phénomènes qui caractérisent la dyscrasie scrofuleuse :

4. Les affections scrofuleuses des yeux et des parties annexes.

Toutes les formes scrofuleuses se réflètent dans les yeux et se distinguent par des caractères tellement prononcés qu'elles ne se laissent pas confondre avec d'autres affections des yeux. Ce sont tantôt les glandes des paupières qui sont affectées, tantôt la membrane muqueuse du globe de l'œil, tantôt la membrane qui revêt le canal lacrymal. La photophobie, la blennorrhée et le larmoiement sont les symptômes ordinaires qui accompagnent ces affections-là. Chaque médecin connaît l'opiniâtreté des ophthalmies scrofuleuses, qui sont sujettes à des recidives fréquentes et ne peuvent être guéries efficacement que par une cure antiscrofuleuse. C'est là que nos sources déploient des effets fort salutaires et que l'application locale de l'eau minérale secondera merveilleusement la cure, pourvu que l'on prenne les précautions nécessaires chez les individus de constitution sensible. Les bains d'une température assez froide y conviennent le plus, mais il faut y bien prendre soin que les baigneurs ne se mouillent pas les cheveux.

5. Affections scrofuleuses de l'ouïe.

L'organe de l'ouïe tient une position tellement isolée dans l'organisation qu'il ne participe que fort faiblement aux effets d'un traitement général, en sorte que les remèdes locaux y auront la plus grande part d'action dans le traitement. Mais il faut prendre recours à l'emploi général et local de nos sources, en cas que la maladie de l'ouïe ait un caractère scrofuleux bien prononcé et que l'affection ait son siége principal dans les parties extérieures, c'est-à-dire dans le conduit auditif extérieur, le tympan et la trompe d'Eustache, en y excitant des secrétions, qui troublent les fonctions de l'ouïe. C'est là que l'on fera des injections d'eau saline chauffée, en faisant aspirer en même tems des vapeurs tièdes d'eau saline et en faisant gargarismer les malades avec l'eau minérale, en cas que l'affection de l'ouïe se complique avec l'enflure des amygdales; le ramollissement de la muqueuse et la tuméfaction des glandes pharyngiennes.

6. Les affections scrofuleuses de la cavité du nez.

Depuis l'irritation simple et chronique de la membrane muqueuse qui se caractérise par un rhume opiniâtre jusqu'aux ulcères qui vont jusqu'à détruire toutes les parties molles du nez, il y a une foule de gradations dans les affections scrofuleuses du nez, qui s'accompagnent de secrétions augmentées ou diminuées. Ce qui les distingue des affections syphilitiques du nez, c'est que celles-ci attaquent primitivement les os et le périoste, tandis que les affections scrofuleuses commencent par détruire les parties molles. Dans toutes ces affections variées l'on devra seconder l'usage extérieur et intérieur des sources en faisant passer l'eau saline dans le nez et en faisant aspirer par cet organe les vapeurs chaudes d'eau saline.

II. Après les maladies du système lymphatique ce sont les affections de la peau pour lesquelles l'usage de nos sources est d'une efficacité spécifique. Il résulte de l'action des bains simples et fortifiées à élever l'énergie de la peau et à en diminuer la sensibilité excessive, que l'eau saline entretient des rapports spécifiques et particuliers avec cet organe, qui occupe une place distinguée et importante dans l'économie animale. Mais il faut y bien distinguer entre les cas possibles; ou les affections cutanées primitivement locales se jettent sur d'autres organes et d'autres systèmes organiques, ou les maladies en prenant leur origine dans d'autres systèmes organiques, entraînent peu-à-peu la peau dans leur sphère d'action, ou la peau va former simplement le dépôt des humeurs malignes rejetées de la circulation, où un certain état de santé relative peut encore exister. C'est en considérant bien toutes ces différences qui existent entre les affections de la peau que l'on en déduira les indications générales pour le traitement à suivre.

Il faut d'abord agir directement sur la peau en cas qu'elle forme le siége primitif de la maladie, mais où l'affection cutanée ne fait que réfléchir extérieurement un mal intérieur, c'est ce dernier qu'il faudra combattre. Cependant où la maladie cutanée fait une révulsion salutaire des organes intérieurs, il faut les plus grandes précautions dans le traitement de l'affection locale, tout en prenant en considération la dyscrasie, dont l'affection cutanée n'est que le reflet extérieur. En recherchant quelles sont les affections cutanées, qui ont fondé la réputation de nos sources, et en examinant toutes les conditions de leur efficacité, il faut mettre en première ligne les formes où la peau est elle-même le siége primitif de la maladie (excepté les cas où la maladie se communique par infection), ensuite celles où les affections cutanées présentent les phénomènes extérieurs qui réfléchissent la dyscrasie scrofuleuse. (S'il arrive par fois que d'autres affections cutanées prenant naissance dans d'autres dyscrasies se guérissent par l'usage de nos eaux, il ne faut nullement s'étonner d'un fait qui se reproduit dans toutes les autres sources minérales). Tout bien considéré l'on peut attendre les plus sûrs effets des eaux de Kreuznach dans le cas, où l'affection locale est de nature purement locale ou de nature scrofuleuse, puisqu'il est évident que l'efficacité des sources salines consiste d'un côté dans leurs vertus reconnues contre les scrofules et de l'autre dans les propriétés spécifiques et salutaires qu'exerceront sur la peau les bains qui peuvent être fortifiés en toute manière et à tout degré pour s'adapter à l'opiniâtreté de la maladie cutanée. Partant de ce double point de vue, nous aurons à suivre deux manières tout-à-fait distinctes dans le traitement de ces deux classes séparées de maladies cutanées. Si la maladie est en connexion intime avec les scrofules nous tâcherons de combattre la dyscrasie par l'usage extérieur et intérieur de l'eau que nous ferons agir principalement sur le système des glandes lymphatiques en ne faisant emploi que de petites quantités d'eau saline et en évitant de surexciter la peau et la muqueuse intestinale. C'est dans les affections purement locales au contraire qu'il faut tâcher de restreindre les effets de l'eau saline tant que possible à la peau seule, afin de réduire par-là la reproduction perverse et localement souffrante de la peau à l'état normal en ajoutant selon l'irritabilité des parties affectées de fortes quantités d'eau-mère et d'eau graduée aux bains. En considérant enfin la manière d'efficacité qui résulte de ces différentes methodes d'employer l'eau, il est bien facile à se rendre compte des merveilleux résultats, que l'on admirait jadis sans les comprendre, et à asseoir des bases sûres et stables pour fonder la conduite des praticiens.

Que la sensibilité de la peau soit diminuée ou augmentée, nos sources salines manifesteront toujours leurs vertus particulières pourvu qu'on y sache prendre les précautions nécessaires. En cas de sensibilité augmentée de la peau, il faudra faire prendre des bains assez froids d'une température de 20—24° R. et les fortifier où il le faut au moyen de l'eau graduée. C'est à l'irritabilité diminuée de la peau que les bains tièdes de 24—26° R. conviendront le plus, où il faut préférer en fait d'auxiliaires l'eau-mère dans les affections de la peau d'origine scrofuleuse, tandis que l'eau graduée est plus appropriée aux affections idiopathiques de la peau.

Nous ferons suivre immédiatement les maladies cutanées qui sont guéries communément par l'usage de nos sources salines :

1. Sensibilité anomale de la peau, accompagnée de transpiration augmentée ou diminuée.

La sensibilité augmentée de la peau se caractérise par les qualités qui suivent :

La peau y est fort sensible aux moindres impressions du tems, étant disposée aux refroidissemens et à la formation d'éruptions diverses, qui réagissent plus ou moins sur la membrane muqueuse des organes de la respiration et des intestins. La diaphorèse y est tantôt augmentée tantôt diminuée et la peau y est prise à toute occasion de rhumatismes qui causent des tiraillemens dans les membres. La disposition à cet état maladif de la peau peut être héréditaire ou s'acquérir quand on n'a pas mis le soin nécessaire de fortifier la peau et de la prémunir contre les atteintes extérieures. — Dans le cas contraire la sensibilité diminuée de la peau peut aller jusqu'à l'atonie complète de la peau, qui y sera pâle et d'une température assez froide au toucher, tantôt sèche et rude, tantôt couverte de sueurs visqueuses. Quand il y a des rhumatismes dans cette forme, l'on y ressentira des douleurs plus sourdes que vives. Cet état maladif est ou héréditaire ou produit par des surexcitations de la peau. C'est contre toutes ces anomalies de la sensibilité de la peau que l'usage de nos bains ne manquera d'exercer une efficacité salutaire et, pour ainsi dire, spécifique. Il n'y aura que les formes de rhumatismes de cette origine et de ce caractère simple qui seront du ressort de nos sources. L'on n'y fera guère intérieurement usage de l'eau, excepté dans les cas, où la maladie cutanée est le reflet d'une maladie constitutionelle ou en cas que l'éruption de la peau se soit déjà rejetée sur les organes intérieurs, tandis que c'est précisément le cas où l'usage extérieur de l'eau sera applicable dans toute son étendue et que l'eau graduée sera un auxiliaire bien utile.

2. Ulcères de la peau et du tissu cellulaire.

Il résulte clairement de tout ce qui précède quelles sont les circonstances et quelles sont les maladies qui exigent absolument l'usage de nos sources et en quelles conditions les eaux salines ne pourront qu'exercer une action secondaire.

Les sources salines combattront toujours avec succès les dyscrasies scrofuleuses et herpétiques, et dans les affections locales ulcéreuses de la peau l'on peut attendre les meilleurs résultats de l'action de l'eau saline sur l'état anomal de la peau.

3. *Maladies chroniques de la peau.*

Toutes les indications générales que nous avons développées ci-haut trouveront leur application spéciale dans le traitement des maladies que nous allons maintenant parcourir. La classe des maladies qui est généralement connue sous le nom des dartres, tout en embrassant les espèces les plus diverses d'éruptions cutanées, exige un traitement dirigé principalement contre la dyscrasie, qui est la source de tous ces maux. Bien que ce soit la maladie fondamentale des humeurs qu'il faut avoir surtout en vue dans le traitement des dartres et que les différentes formes de dartres présentent bien des points qui leur sont communs, il est cependant utile de distinguer entre les espèces de dartres et de les classer selon leur développement plus ou moins avancé. C'est une chose indifférente aux praticiens que le système d'après lequel l'on veut classer les maladies cutanées; mais quant à nous nous allons suivre ici le système anglais de Willan-Bateman qui est adopté de préférence en Allemagne.

A. ERUPTIONS PAPULEUSES.

a) Toutes les espèces de papules du genre *Lichen* se guérissent facilement par l'usage des eaux salines. L'espèce la plus opiniâtre de ces éruptions-là c'est le *lichen agrius* qui apparait sous la forme de petits boutons d'un rouge vif et accompagnés de démangeaisons insupportables. Le mal continuant quelque tems, l'épiderme devient rude, s'épaissit, prend des gerçures et l'éruption prend plutôt l'apparence des éruptions pustuleuses Ces éruptions cédent dès l'abord aux remèdes les plus doux, tandis qu'il faut recourir aux eaux de Kreuznach quand les affections invétérées ont pris un caractère chronique.

b) *Prurigo — le prurit.* — Cette espèce de papules se caractérise par les symptômes suivans selon Willan-Bateman : „Démangeaisons violentes qui s'augmentent par l'impression subite de la chaleur et se font sentir à toute la superficie ou à quelques parties isolées de la peau. Chez les uns il n'y a pas d'éruption visible, chez les autres il y apparait une espèce de petites papules qui ont la même couleur que l'épiderme voisine de la peau.“ C'est au printems ou au commencement de l'été qu'apparait communément cette forme d'éruptions qui atteint quelquefois les jeunes gens jouissant d'une santé parfaite, mais prend aussi son origine dans les obstructions de la circulation abdominale. Ce sont les formes les plus opiniâtres qui se forment à quelques parties isolées du corps, comme au périnée et aux parties naturelles des femmes, où il faut souvent avoir recours à des cures réitérées et consécutives jusqu'à ce qu'on parvienne à détruire le mal.

B. LES DARTRES SQUAMMEUSES.

Cette espèce de dartres se présente sous l'apparence d'écailles, consistant des lamelles de l'épiderme anomale, dures, épaissies, de couleur blanchâtre et point transparente qui tombent en se détachant de la peau.

a) *Psoriasis.* D'après Willan-Bateman cette espèce de dartres squammeuses se distingue „par des taches interrompues ou continues d'écailles sèches, de forme irrégulière et jointes fréquemment à des gerçures de la peau.“

Une variété de cette espèce est représentée par la ***psoriasis guttata*** ayant au commencement la forme d'élevures de la peau petites, solides et rouges qui ressemblent à de petits boutons aplatis et se récouvrent bientôt d'écailles petites et sèches. Cette éruption attaque à peu près toutes les parties du corps et se guérit en avançant du centre à la périphérie ce qui lui donne une forme circulaire.

Une autre variété des dartres squammeuses, *psoriasis diffusa*, se présente sous la forme de taches grandes, confluentes et irrégulières, à la surface rude, rouge, gercée et couverte çà et là d'écailles. Les démangeaisons les plus violentes accompagnent ordinairement cette affection cutanée, qui choisit de préférence les oreilles, le front, les joues et les membres, et il n'y a guère de parties du corps qui en soient épargnées.

Encore y a-t-il une forme locale de dartres squammeuses qui attaque les lèvres et le dedans et le dos de la main, en prenant son origine dans des causes plutôt locales

Bien que toutes ces variétés-là découlent d'une dyscrasie constitutionnelle, elles jettent en même tems de si profondes racines dans la peau, qu'il n'y a guère d'autres moyens de les combattre qu'en dirigeant tous nos efforts contre la reproduction localement souffrante de la peau C'est précisément là qu'il faut fortifier les bains par les plus grandes quantités possibles d'eau-mère ou d'eau graduée jusqu'au point d'irriter la peau, ce qui se manifeste par la rougeur, la douleur et d'autres symptômes. Quant à nous, nous ne saurions pas décider auquel de ces auxiliaires il y faudrait donner la préférence, puisqu'il nous semble que c'est plutôt la quantité que la qualité des ingrédiens qui agit dans l'irritation locale de la peau.

b) *Pityriasis (dartres farineuses).* — Ces dartres forment des taches irrégulières, couvertes d'écailles légères et farineuses qui se détachent et reviennent à plusieurs reprises. Cette variété atteint de préférence le front, les tempes et la partie de la tête garnie de cheveux; elle n'est pas de nature si opiniâtre que les autres variétés en cédant ordinairement à l'usage simple de nos sources.

c) *Ichthyosis.* Cette variété d'affections dartreuses n'est guère fréquente et se caractérise par l'altération d'une plus ou moins grande étendue de la peau qui y est sèche, dure et cornée et se guérit quelquefois par l'usage de nos sources.

C. ÉRUPTIONS PUSTULEUSES.

a) Les différentes espèces de *Impetigo* (*dartres humides*). Définition selon Willan-Bateman : „Eruption de pustules jaunes, qui causent des démangeaisons et forment des groupes, se récouvrant à la fin de croûtes jaunes, minces et écailleuses.“

Cette forme d'éruptions qui se rencontre à toutes les parties du corps, compte plusieurs variétés dont les unes attaquent de préférence le visage, les joues, les lèvres supérieures et les ailes du nez, tandis que les autres se manifestent aux extrémités, au cou et aux épaules. Il s'y forme d'abord des groupes épais de pustules jaunes perçant au bout de quelques jours, et dont les secrétions forment des croûtes minces de couleur jaunâtre ou verdâtre de dessous lesquelles sort le liquide séreux ou purulent, que les pustules sécernent. Les croûtes sèchent dans quelques semaines et tombent en laissant la surface de la peau rouge, rude, un peu épaissie et disposée à de nouvelles secrétions. Ces éruptions sont accompagnées de démangeaisons pénibles et leur guérison avance du centre à la circonférence.

Les variétés diverses des dartres humides prennent leur origine dans les dyscrasies des humeurs et principalement dans l'état anomal du système des glandes lymphatiques. Il suffit de diminuer l'irritation des parties affectées quand il s'agit de combattre un mal encore tout récent, mais dans les dartres invétérées il faut avoir recours à l'usage intérieur et extérieur de nos bains. Les dartres humides se guérissent bien plus rapidement par nos sources que les dartres squammeuses, ce qui est peut-être la conséquence naturelle de leurs rapports étroits avec le système lymphatique.

b) *Porrigo — la teigne (dartres crustacées).* — Voici les symptômes d'après Willan-Bateman : „Eruptions de pustules d'une couleur jaune de paille qui se recouvrent de croûtes jaunes ou brunâtres ou d'escares celluleuses.“

Ce sont principalement le visage et les cheveux de la tête qui sont affectés le plus fréquemment de cette affection cutanée qui compte plusieurs variétés, parmi lesquelles les croûtes de lait *(porrigo larvalis—crusta lactea)* ne se rencontrent guère que chez les enfans.

C'est au front et aux joues qu'il y apparait des pustules nombreuses et petites, qui ne tardent pas à percer et à se couvrir alors de croûtes jaunâtres ou verdâtres. Quand le mal est invétéré, il va se propager jusqu'au cou et à la poitrine, quelquefois même jusqu'aux extrémités. Dans quelques cas les personnes adultes souffrent d'affections semblables. Viennent ensuite les différentes variétés de la teigne, qui attaquent bien plus fréquemment les enfans que les adultes et occupent la partie de la tête couverte de cheveux. Elles se présentent tantôt sous la forme d'écailles farineuses *(porrigo furfurans)*, tantôt sous la forme de croûtes épaissies qui ressemblent à des gâteaux de miel

Toutes les affections cutanées étant en rapport avec quelque maladie constitutionnelle, prennent dans la plupart des cas leur origine dans la dyscrasie scrofuleuse, et seront toujours combattues avec succès par nos sources salines.

D. ERUPTIONS VÉSICULEUSES.

a) Les différentes espèces de *Herpes* qui se caractérisent „par l'apparition de vésicules qui forment des groupes isolés, au fond enflammé, picotant la peau et se couvrant à la fin de croûtes."

b) *Eczema impetiginodes.* — Cette affection est produite par l'irritation de différentes substances et peut prendre un caractère chronique en cas d'irritation continue. Elle se caractérise aussi par l'éruption de vésicules qui se couvrent plus tard de croûtes.

L'éruption vésiculeuse se distinguant dès le commencement par un caractère inflammatoire, il nous y faut suivre un traitement fort doux, mais où le mal est devenu chronique, les eaux de Kreuznach seront à leur place.

E. Affections cutanées tuberculeuses.

a) Les différentes espèces de *Acne* (*bourgeons*) ne se rencontrent guère qu'au visage, principalement au front, aux tempes, au menton, quelquefois au cou et aux épaules. Elles se manifestent surtout chez les jeunes gens qui entrent dans l'âge de puberté ayant leur siége dans les glandes sébacées de la peau. Celles-ci y sont prises d'une inflammation lente et commencent à suppurer, mais en guérissant elles ne se couvrent pas toujours de croûtes et laissent des taches rouges. Les bourgeons prennent fréquemment naissance dans la dyscrasie scrofuleuse, principalement les variétés connues sous le nom de *Acne punctata et indurata.* Cependant il y a encore une autre variété s'appelant la coupérose (*acne rosacea*) qui est produite par l'usage immodéré de liqueurs spiritueuses ou par des obstructions abdominales.

L'usage de nos sources salines a fourni jusqu'aujourd'hui des résultats brillans surtout dans le traitement des variétés d'origine scrofuleuse puisqu'une grande partie des éruptions du visage guéries chez nous sont de ce nombre.

b) *Sycosis.* Cette affection n'est rien qu'une variété de bourgeons qui attaque de préférence les parties du visage couvertes de barbe. Quant à son cours, elle a la plus grande ressemblance avec les bourgeons dont elle ne se distingue que par une durée plus longue.

c) *Lupus* (*dartres rongeantes*). — Le nez y est le siége primitif du mal dévorant qui envahit plus tard les autres parties du visage. C'est la forme la plus destructive de toutes les affections cutanées et fait des ravages inouïs, en n'épargnant aucune partie de la figure. Comme elle prend communément son origine dans la dyscrasie scrofuleuse, l'on pourra beaucoup attendre de l'usage énergique de nos sources qui ont déjà quelquefois réussi à mettre des bornes aux dévastations de ce mal pernicieux.

III. C'est par les maladies du système des glandes lymphatiques et de la peau que nous avons tracé le cercle qui embrasse la sphère d'activité particulière à nos sources; car il n'y a aucune autre source qui y surpasse leurs vertus, auxquelles rendent hommage les milliers de malades que les sources de Kreuznach guérissent tous les ans. Mais le cercle d'application de nos sources n'est cependant point restreint; car il faut considérer qu'il y a une foule de maladies chroniques qui en certaines circonstances sont du ressort de nos eaux salines. Mais à quoi servirait-il aux médecins que de faire ici le détail des maladies diverses qui pourraient être en quelque connexion avec la dyscrasie scrofuleuse ou herpétique ou qui seraient produites par ces dyscrasies-là? En outre, ce serait égarer le jugement des personnes point initiées dans la science médicale que de faire le panégyrique outré de nos sources et d'éveiller par là des espérances trompeuses qui ne seraient nullement réalisées. Par ces motifs-là nous ne ferons que parcourir rapidement quelques groupes de maladies dont la connexion avec les maladies nommées a été observée trop fréquemment pour qu'on puisse les passer sous silence.

1) Il nous faut citer d'abord les affections diverses qui se manifestent en suite d'éruptions cutanées supprimées ou rentrées, en prenant les formes d'affections rhumatismales et nerveuses entr'autres des mouvemens spasmodiques et des paralysies et en se présentant aussi sous celles de l'affection des membranes muqueuses en forme de catarrhes et de blennorrhées. L'usage des eaux de Kreuznach sera bien approprié à toutes ces affections-là, parce qu'il fait reparaître de nouveau les éruptions cutanées sup-

primées, dont la plus grande partie seront guéries par les eaux salines, qui combattent en même tems la maladie et la cause de la maladie.

2) Il s'ensuit de l'action primitive, que les eaux salines exercent sur la muqueuse intestinale ainsi que de leurs effets secondaires sur le système des glandes abdominales, quelle sera l'efficacité de nos sources dans les maladies chroniques abdominales. Que les maladies de la reproduction puisent leur origine dans l'état anomal des organes du bas-ventre, c'est un axiôme bien rebattu et trivial, et ce serait faire de la besogne bien inutile que de revenir sur un sujet que la plupart des balnéographes ont traité avec une prédilection exagérée. Car de toutes les sources minérales, depuis les plus faibles jusqu'aux plus importantes — telles que Carlsbad et Kissingen — il n'y a guère aucune qui n'ait été recommandée contre quelque maladie abdominale.

L'efficacité des sources salines de Kreuznach a été prônée et exaltée dans une foule de maladies chroniques abdominales. Ce sont d'abord les obstructions et les engorgemens dans les organes du bas-ventre, dans la rate, le foie, etc. ensuite l'hypocondrie qui y prend naissance et qui est le tourment continuel du médecin et des malades; enfin la foule des formes véritables ou simulées d'hémorrhoïdes aveugles ou fluentes et la goutte dans toutes ses formes variées et versatiles. Toutes ces maladies et encore bien d'autres semblables ne pourront être guéries par l'usage des sources salines de Kreuznach que dans le cas d'origine ou de complication scrofuleuse ou herpétique. Quand même la nature de la dyscrasie s'y serait obscurcie ou effacée, l'on pourra toujours s'attendre aux meilleurs résultats de l'usage des eaux salines.

3) Les sources minérales peuvent agir en double manière sur les maladies du système nerveux. En cas que les maladies nerveuses soient en quelque rapport de connexion avec les scrofules ou les maladies cutanées, les

sources développent les effets les plus salutaires en combattant la dyscrasie qui est la cause du mal nerveux; car il n'est guère rare de voir disparaître par l'usage des sources les spasmes, les paralysies et même l'épilepsie, pourvu que ces affections nerveuses prennent l'origine dans quelque dyscrasie scrofuleuse ou herpétique.

Mais les bains fortifiés par l'eau-mère ou l'eau graduée entrent en relation bien plus directe avec les maladies nerveuses parce que les auxiliaires des bains exercent une irritation si forte et si profonde sur les nerfs cutanés périphériques qu'en suite des lois organiques de la sympathie et de l'antagonisme il en résultera les plus grands effets sur l'organisation.

Si les ingrédiens fortifiant les bains y agissent plutôt par leur quantité que par la nature de leurs propriétés irritantes, et quand même ils pourraient être remplacés par d'autres substances irritantes, il faut cependant considérer qu'il n'existe pas de médicament irritant qui puisse agir autrement sur toute l'étendue de la peau qu'en forme de bains, et qu'il y a bien peu de substances irritantes qui, ajoutées aux bains puissent agir avec une telle intensité et sans les moindres conséquences fâcheuses comme l'eau-mère et l'eau graduée. Enfin, c'est par l'irritation des nerfs cutanés qui réagira sur les nerfs centraux, que nous serons à même de relever l'action souffrante et de guérir même l'atonie des nerfs apparaissant sous la forme de paralysie, et en faisant une révolution énergique sur la peau, nous parviendrons à modérer la surexcitation de l'action nerveuse et à en écarter les anomalies qui prennent les formes de spasmes et de l'aliénation d'esprit.

4) Il nous reste à faire mention des affections des organes de la génération dans lesquelles l'efficacité de nos sources salines s'est mainte fois éprouvée d'une manière éclatante. Des expériences réitérées ont confirmé et mis hors de doute que les différentes combinaisons de jode, ainsi que les sources salines contenant du jode sont d'un effet spéci-

fique dans les maladies multiformes qui sont les suites funestes d'une gonorrhée négligée ou supprimée — se caractérisant en général par des formations tuberculeuses de nature gonorrhoïque et qui en partant des parties génitales de l'homme, envahissent peu à peu presque tous les organes glanduleux et tissus membraneux du corps. Les mêmes brillans résultats s'obtiennent par l'usage des sources salines dans le traitement des affections syphilitiques chez les individus scrofuleux surtout quand elles sont dégénérées en suite de l'usage immodéré de mercure et qu'elles portent les caractères douteux et équivoques, issus de l'union des dyscrasies qui y ont laissé leur empreinte. Lors des époques climatériques, la dyscrasie scrofuleuse développe dans les organes de la génération des maladies si fréquentes et variées que celles-ci formeront une classe de maladies tout-à-fait particulière. La tuméfaction des testicules dans la jeunesse et celle de la prostate dans un âge plus avancé, sans être aucunement la conséquence de quelque gonorrhée précédente, arrive assez fréquemment chez les individus de constitution scrofuleuse. Cette affection cède communément à l'usage de nos sources, qui combattent avec le même succès les maladies diverses des organes urinaires, notamment les affections scrofuleuses de la membrane muqueuse de ces parties.

Les affections diverses des organes de la génération de la femme, ayant des relations bien plus étendues et plus importantes avec l'organisation seront guéries de même dans certaines circonstances indiquées ci-haut par l'usage de nos sources salines. Il faut y énumérer d'abord les affections locales des organes sexuels se manifestant sous les formes variées de la menstruation douloureuse tantôt diminuée tantôt excessive, ensuite les fleurs blanches, qui ruinent la santé des femmes et les altérations organiques de la membrane muqueuse et de la matrice qui ont été éclaircies dans les derniers tems à l'aide du spéculum. Viennent encore les dégénérations des ovaires, se développant fréquemment à l'époque critique de la perte de la menstruation, ensuite les maladies qui surviennent en suite d'accouchemens malheureux et de fausses couches. A tout cela il faut ajouter encore les maladies générales qui prennent naissance dans la sphère sexuelle en se manifestant tantôt dans les organes de la reproduction où elles produisent les pâles couleurs des jeunes filles, tantôt dans le système nerveux, où elles représentent les formes versatiles et capricieuses de la passion hystérique. C'est dans tous ces cas-là que les eaux salines produiront des effets merveilleux pourvu que le médecin sache bien faire distinction entre les cas où il faut prendre recours aux eaux de Kreuznach ou à celles de Schwalbach, de Kissingen et d'Ems.

La stérilité est une des conséquences funestes, qui découlent directement des maladies que nous venons de citer. Nous ne ferons qu'effleurer en passant un sujet qui est tant rebattu et se reproduit dans toutes les monographies sur les sources minérales. Le médecin saura distinguer les cas, où il appellera au secours les eaux de Kreuznach. L'expérience a démontré en plusieurs cas, que les bains fortifiés au moyen de fortes quantités d'ingrédiens ont eu la faculté spécifique d'augmenter et d'élever l'action vitale des organes de la génération tant de l'homme que de la femme, ce qui est en grande partie le résultat de l'effet salutaire de nos bains sur le système nerveux.

CONTRE-INDICATIONS

POUR L'USAGE DES EAUX SALINES DE KREUZNACH.

Bien que Hufeland affirme dans son traité pratique sur les sources minérales qu'il n'y a guère de circonstances qui interdisent l'usage de nos eaux Salines il y a pourtant certaines conditions de l'organisme qui en défendent tout-à-fait l'usage ou du moins commandent la plus grande précaution dans la cure. C'est d'abord le mode d'administration qui y est de beaucoup d'importance et qui est tellement diversifié que la plus grande latitude nous est laissée dans l'emploi des eaux. En définitive ce seront les affections suivantes qui modifient ou interdisent entièrement l'usage de nos eaux salines:

1) L'usage intérieur et extérieur de nos eaux salines sera interdit d'abord dans toute inflammation active, soit qu'elle se développe primitivement dans quelque organe important ou qu'elle soit la compagne accidentelle de quelque maladie chronique des organes intérieurs. Ce n'est qu'après avoir combattu l'inflammation par tous les remèdes antiphlogistiques, que l'on pourra prendre recours à l'eau minérale. Les fièvres inflammatoires ou aiguës interdisent de même l'usage de nos eaux salines.

2) En outre sera interdit l'usage des eaux salines dans tous les défauts organiques considérables du cœur et des gros vaisseaux, notamment quand il y a disposition à des congestions sanguines actives et à des hémorrhogies; ensuite dans les dégénérations organiques des poumons et

des organes importans du bas-ventre, du foie, de la rate etc., qui, se développant rapidement par les inflammations accessoires, conduisent à la mort en suite de la suppuration et des abcès qui détruisent l'organe affecté. Enfin sera interdit tout usage de nos eaux salines dans l'adynamie et la colliquation générale, dans la phthisie, dans l'hydropisie avancée, dans la fièvre étique et le scorbut.

3) Les eaux salines doivent être employées avec mesure et réserve dans l'orgasme du sang et dans l'irritabilité exaltée des nerfs; mais il y a bien des cas, où nos bains ont la force de remédier à ces anomalies.

IIIe CHAPITRE.

Règles pratiques sur l'usage des sources minérales de Kreuznach.

Nous voilà arrivés au chapitre où la plupart des baigneurs, sans consulter le médecin des eaux, pensent puiser l'instruction nécessaire pour rétablir leur santé perdue. Quelle opinion erronée que celle qui croit pouvoir se passer des conseils du médecin et de trouver sans guide le chemin dans le dédale du traitement à suivre!?

Quand même nous entrerions ici dans tous les détails de la cure, il ne serait pourtant pas possible de mettre le public non-médecin en état de distinguer et de choisir par luimême les conditions de la cure, qui seraient appropriées aux circonstances respectives. Accumuler une foule de détails circonstanciés, dont le public ne sait que faire, ce serait l'égarer et l'entraîner à des erreurs bien déplorables, dont il n'aurait qu'à se repentir; car c'est au médecin des bains que le malade devra s'adresser pour s'informer de toutes les particularités de la cure. Aussi serait-ce se mettre en peine bien inutile, que de récapituler dans notre traité tant de choses répétées à outrance qui se retrouvent bien mieux dans les écrits excellens qui s'occupent uniquement de ce sujet *). Par conséquent nous nous bornerons à ne relever ici que les points les plus essentiels du traitement à observer dans l'usage des sources, en ne touchant que légèrement les questions secondaires.

I. TRAITEMENT PRÉPARATOIRE A L'USAGE DES SOURCES SALINES.

Quand il s'agit d'envoyer un malade aux eaux de Kreuznach, c'est le devoir de tout praticien d'étudier bien l'action des eaux salines, d'en peser bien toutes les indications et contre-indications et de travailler à lever tous les obstacles qui s'opposeraient peut-être à l'usage des sources salines, pourvu qu'elles soient appropriées au cas respectif. Régler le régime et la diète du malade c'est un des meilleurs moyens de le préparer à la cure.

II. DE L'USAGE DES EAUX MINÉRALES.

1. De la saison pour prendre les eaux.

Ce sont en général les mois d'été, depuis le mois de mai jusqu'au septembre qui seront les plus favorables à l'usage des eaux minérales ; c'est fondé dans la nature des choses et sanctionné par l'expérience des siècles. Mais dans le choix du tems propre à la cure il y a toujours une foule de points à considérer puisqu'il y faut prendre égard à la situation et au climat des bains, au tems qu'il fait, au caractère particulier de la maladie et à tout ce qu'exigent les circonstances personnelles du malade. Les rapports climatiques propices dont jouit Kreuznach, et l'arrangement exemplaire

---

*) *V.* entre autres : Ammon „Diététique à l'usage des baigneurs, 4e éd. Leipsic, 1841“. Vetter „Manuel pratique sur l'usage des sources. Berlin, 1840“.

des établissemens de bains permettent d'étendre et de prolonger la saison des bains jusque dans les premiers mois d'automne, qui par leur température douce et égale favorisent la cure et rendent en même tems le séjour de Kreuznach bien agréable. Bien que les cures d'hiver, qui viennent d'être introduites récemment ailleurs, ne soient pas encore adoptées chez nous, les personnes prenant des bains en hiver, trouveront chez nous toutes les dispositions et préparatifs commandés par la rigueur de la saison, en sorte qu'elles n'auront qu'à se louer du succès de la cure.

2. *Les modes d'administration de l'eau saline.*

A. L'USAGE INTERIEUR DE LA SOURCE.

Ce sont les premières heures de la matinée qui appellent les baigneurs à la source pour prendre les eaux. Quand le corps a restauré ses forces par le repos de la nuit et que l'estomac, n'ayant pas encore reçu de nourriture, déploie avec la plus grande énergie son action absorbante, l'eau se digérera avec le plus de facilité pour entrer dans la masse des humeurs. C'est vers les six heures que le baigneur se rendra à jeun à la source pour y prendre les eaux, excepté dans les cas, où quelque raison spéciale, par exemple la constitution trop faible du malade lui interdit de se lever de si bon matin. C'est là que le médecin aura à décider si l'eau doit être prise au lit ou avant ou après le déjeuner. En considérant bien la nature de la maladie, la constitution individuelle du malade et le but qu'on veut atteindre, l'on sera à même de déterminer quelle sera la quantité d'eau à prendre par jour, si l'eau doit être prise froide ou chauffée, corrigée par des ingrédiens tempérant leurs propriétés ou fortifiée par des laxatifs. C'est le lieu de rappeler encore une fois que l'action purgative de l'eau saline n'en saurait être regardée que comme l'effet secondaire qui se produira tôt ou tard, mais qui ne doit jamais être forcé brusquement. En commençant par boire de petites portions d'eau, l'eau ne causera point d'incommodités à l'estomac et pourra déployer largement son efficacité spéciale. En cas de constipation l'on doit prendre recours aux lavemens d'eau saline simple, qui aideront facilement l'action de la source. Les meilleurs moyens de règler l'évacuation alvine ce seront la diète et l'exercice du corps convenable. Les pilules laxatives ou les ingrédiens purgatifs à ajouter à l'eau seront ordinairement interdits; mais au cas qu'il soit indispensable d'en faire usage l'on fera bien d'ajouter une cuillerée de sulfate de soude ou de sulfate de magnésie au premier ou au dernier verre d'eau. Entre chaque verre il faut laisser s'écouler un intervalle de 10 à 15 minutes, pendant lesquelles l'on se promènera, mais non pas jusqu'à la fatigue, ce qui aidera à la digestion de l'eau en excitant en même tems l'envie de boire. Si les forces du malade le permettent et qu'il ne demeure pas trop loin de la source, il pourra continuer à se promener encore une demi-heure après avoir pris la quantité d'eau prescrite par le médecin. De retour chez lui, il se reposera quelque tems avant de prendre un déjeuner frugal. C'est au médecin de décider s'il convient de prendre les eaux aussi le soir. En cas que les grandes quantités d'eau prises le matin provoquent trop rapidement des selles liquides, et que l'opiniâtreté du mal exige qu'une plus grande quantité d'eau entre dans l'organisme pour y déployer ses vertus, l'on secondera merveilleusement la cure en faisant prendre 4 à 5 heures après le dîner une quantité d'eau convenable et appropriée aux besoins du malade. Il sera même utile dans quelques cas de prendre un ou deux verres d'eau avant de se coucher.

Dans la plupart des cas l'on fera bien de n'augmenter au commencement de la cure que successivement le nombre des verres à boire par jour, et de les diminuer insensiblement vers la fin. Bien que ce soit une règle généralement établie, elle n'est pourtant pas de nécessité absolue puisqu'elle subira de grandes modifications commandées par les circonstances. Le médecin n'insistera non plus à faire prendre toute la quantité d'eau au cas que le baigneur ait à certains jours une grande répugnance pour l'eau. Il nous suffit de tracer ici les généralités sans entrer dans tous les détails de la cure.

Ce sont de vaines craintes que d'apprehender que l'émail des dents ne soit affectée par l'usage de l'eau saline; car l'expérience a démontré clairement que les eaux salines n'attaquent nullement les dents.

Quand même les règles n'interdisent pas absolument l'usage intérieur de la source, il faut y cependant diminuer la quantité à boire et prendre bien garde que la baigneuse ne s'expose pas à des refroidissemens; sans craindre de nuire l'on pourra même permettre l'usage intérieur des eaux salines aux mères qui allaitent leurs enfans.

B. L'USAGE EXTERIEUR DE L'EAU EN FORME DE BAINS.

C'est au médecin de distinguer les cas où la cure des bains suffira pour atteindre le but ou si elle doit se joindre à l'usage intérieur de la source, ce qui dépendra de l'individualité du malade et de la nature respective de la maladie. Il y aura plusieurs points essentiels à considérer, que nous allons parcourir rapidement.

a) Du tems convenable à prendre les bains.

Les heures du matin seront le tems le plus convenable et propre à prendre les bains. Celui qui ne boit pas l'eau, fera le mieux de prendre le bain à jeun; mais qui boit et baigne à la fois, ne pourra prendre le bain qu'une demi-heure ou une heure après avoir pris l'eau à la source Le bain se prendra une ou deux heures après le déjeuner frugal, en cas que le baigneur ne puisse pas rester si longtems à jeun. Les bains du soir seront recommandables aux personnes à qui leur constitution faible ou délicate ne permet pas de prendre le bain après avoir pris l'eau à la source, ce qui épuise tellement leurs forces qu'elles s'en ressentent dans toute la matinée; de tels malades se couchent immédiatement après le bain pour reprendre de nouvelles forces durant le repos de nuit. Il n'est guère permis de prendre deux bains dans la même journée, et les personnes de constitution sensible feront bien de prendre alternativement un bain de deux jours l'un.

b) Règles à observer dans l'usage des bains.

C'est une règle généralement établie de ne pas prendre un bain immédiatement après un repas ou lorsqu'on est échauffé ou ému par quelque affection morale. Les personnes de constitution fort délicate feront cependant bien de se reconforter par quelque nourriture avant de prendre le bain.

Un des points les plus essentiels à considérer ce sera la température du bain. Après avoir traité dans le premier chapitre l'efficacité des différentes températures dans leurs rapports généraux, il nous reste à exhorter sérieusement les baigneurs de suivre strictement les ordonnances du médecin en ce qui concerne le degré de température du bain, à moins d'encourir la peine d'une faute dont ils n'auraient que trop tôt à se repentir. La sensation du baigneur lors de son entrée dans le bain ne pourra aucunement servir de mesure, car le frisson qui s'y fait sentir d'abord, cède bientôt au sentiment bienfaisant d'une chaleur agréable au corps. Mais en cas que le malade ne puisse point supporter le degré de température prescrite, il doit en avertir de suite le médecin en évitant d'y apporter des modifications arbitraires. La température de 24—26° R. sera en général la plus convenable dans la plupart des cas, bien qu'il arrive souvent qu'elle doive baisser à 22—20° R., tandis que l'on ne sera guère forcé de monter au-delà de 28° R.

L'usage généralement suivi prescrit en outre de se tenir en mouvement modéré durant le bain et de frotter doucement le corps et les parties affectées avec la main, une éponge ou de la flanelle toutefois sans se fatiguer; mais les personnes fort affaiblies feront bien mieux de se tenir tranquille dans le bain. Le sommeil étant interdit durant le bain, il faut tâcher de s'y tenir éveillé par une conversation agréable ou en s'occupant du soin de son corps, ce qui est toujours préférable à la lecture d'un livre par où l'esprit se détacherait trop du but proposé.

L'on entrera dans le bain nu-corps sans manteau de bain et sans aucune enveloppe, et dans le bain l'on devra être entouré d'eau jusqu'au cou, à moins que les ordonnances spéciales du médecin ne le prescrivent autrement. Les maux de tête, n'attaquant guère le malade où la température du bain sera approprié à l'état du malade, cèderont facilement à l'application de compresses froides sur le front. En même tems il faut bien prendre garde de ne pas mouiller la tête, ce qui serait bien nuisible aux affections des yeux scrofuleuses chez les personnes de constitution sensible, excepté dans le cas où le mal local de la tête commande de faire application locale de l'eau saline en lavant la peau de la tête.

Il nous est impossible de déterminer d'une manière invariable combien de tems le malade doit rester dans le bain, parce que la durée du bain dépendra de l'individualité du cas et variera selon les circonstances respectives que le médecin aura à peser. En commençant par des bains de 10 à 15 minutes de durée l'on augmentera progressivement la durée du bain jusqu'à une heure.

Il n'y a pas non plus de règle fixée pour déterminer en quelle manière et à quel degré les bains doivent être fortifiés par les ingrédiens qui nous sont connus. D'après ce que nous avons dit dans les chapitres antérieurs, nous observerons en passant que les bains *simples*, ainsi que les bains *fortifiés* par de *petites quantités* d'auxiliaires ne manqueront pas de produire leurs effets salutaires ; car ce n'est pas de la quantité des ingrédiens que l'effet dépendra toujours. Ce serait compromettre la vie du malade que d'augmenter les ingrédiens immodérément en persistant dans l'opinion erronée, que les effets des bains croissent progressivement en proportion de la quantité des ingrédiens, erreur que nous croyons avoir refutée ci-haut victorieusement.

Il dépendra de même de l'individualité du cas et de toutes les circonstances respectives de déterminer quand et en quelle proportion les ingrédiens doivent être diminués et si la durée du bain doit s'amoindrir vers la fin de la cure. Les bains seront suspendus communément durant les règles, mais il y a aussi des cas exceptionnels, où le médecin juge à propos de les faire continuer sans interruption.

c) Du traitement convenable après le bain.

La plupart des personnes, étant un peu affaiblies en quittant le bain sentent le besoin du repos auquel elles pourront s'abandonner tout à leur aise. Il n'y sera nullement interdit de s'endormir parce qu'une demi-heure de sommeil sera le meilleur moyen de restaurer les forces épuisées des personnes fort débiles et des enfans. C'est qu'il n'y a pas a craindre que des congestions vers la tête ou un coup d'apoplexie puissent être provoqués par le sommeil, qui calmera au contraire toute surexcitation du cerveau et ne manquera pas de ramener toutes les fonctions animales à l'état normal. Il n'y a rien qui s'oppose à faire même une petite promenade après le bain et il sera toujours à propos de se reconforter un peu après le bain en prenant une tasse de bouillon ou de chocolat.

C. LES AUTRES MODES D'ADMINISTRATION DE L'EAU.

En nous référant à ce que nous avons dit antérieurement sur l'efficacité et sur l'emploi de la douche, des bains de vapeurs, des bains pour l'inhalation de l'air salin, il nous serait par trop impossible d'entrer dans tous les détails des différentes manières d'administrer l'eau qui subissent des modifications trop nombreuses pour que l'on y puisse établir des règles, qui ne souffrent pas d'exceptions infinies.

3. De la durée de la cure intérieure et extérieure.

C'est un problême bien difficile à résoudre que de fixer le nombre des bains et le tems nécessaire à la cure, ce qui variera selon les besoins et les circonstances. Les maladies qui sont du domaine de nos eaux salines, ont en général un caractère tellement opiniâtre qu'à moins de poursuivre la cure avec énergie et persévérance des résultats durables ne pourront jamais être obtenus. Quel est le médecin qui croira que l'usage des eaux salines puisse guérir dans trois ou quatre semaines de tems la dyscrasie scrofuleuse ou les éruptions cutanées invétérées ? C'est qu'il nous faut au moins une cure de six semaines pour opérer dans l'organisme la révolution voulue et le malade doit se préparer toujours à faire un séjour de plusieurs semaines à Kreuznach. Aussi y a-t-il même des cas qui exigent qu'on fasse réitérer la cure des bains dans la même saison, mais toutefois en mettant entre les deux cures un intervalle de plusieurs semaines, durant lesquelles l'on se délassera par un voyage d'agrément ou d'autres distractions des fatigues de la première cure. Pour la plupart des cas il est de toute nécessité de faire répéter la cure dans la saison suivante.

Il est de toute impossibilité d'établir des règles invariables à l'effet de fixer les limites, où il faudra mettre un terme à la cure ce qui dépendra de l'individualité du cas et du moment où le corps sera saturé par les élémens de l'eau. Dans l'usage des sources froides telles que les eaux salines, le moment de saturation pourra être retardé, pourvu qu'on sache diriger la cure convenablement en évitant de la forcer.

Quant aux effets secondaires des eaux salines la réaction opérée dans l'organisme procède fréquémment d'une manière si tardive que le malade en quittant les sources désespère mainte fois de voir jamais arriver les résultats si ardemment désirés, qui dans bien des cas ne se présentent qu'après des semaines et des mois d'attente impatiente. C'est ce qui est mis hors de doute par des expériences réitérées et par le témoignage des médecins les plus célèbres de l'Europe.

4. *De l'emploi d'autres médicamens durant la cure.*

Quand il s'agit de prendre en considération s'il est permis de faire encore usage d'autres médicamens durant la cure des eaux minérales, il n'est non plus possible de poser des règles qui tiennent dans tous les cas. Si l'on considère que les malades envoyés aux bains ont communément fait auparavant usage d'une foule de médicamens qui souvent ont laissé des conséquences funestes, et que l'organisme est assez fortement travaillé par la cure des eaux minérales suivie avec énergie, il faut se déclarer pour l'opinion qu'il vaut mieux se restreindre uniquement à l'usage des eaux minérales pourvu qu'il soit conseillé par l'état du malade. Mais il y a cependant des cas où il est bien à propos de substituer à l'usage intérieur de nos eaux salines celui d'une autre source ou d'un autre médicament, et il arrive même que l'usage intérieur des eaux peut se combiner avec d'autres remèdes au cas qu'ils soient requis par la condition du malade; car les cas ne sont guère rares où l'on peut obtenir de grands résultats en faisant prendre en même tems l'huile de poisson, le jode et les décoctions de racines ligneuses. Il faut toutefois restreindre tant que possible durant la cure des eaux l'usage d'autres médicamens et ne les employer qu'où l'état du malade les exige absolument tout en préférant ceux qui ont des effets analogues à la source respective; car l'on ne serait nullement en droit d'attribuer la guérison à l'action des eaux salines, en cas que le jode, le mercure, la décoction de Zittmann et le syrope de Laffecteur soient combinés avec les eaux.

5. *Du régime et de la diète à observer durant la cure.*

C'est le chapitre, qui est la source d'érudition, où le public non-médecin aime à puiser tous les préceptes détaillés pour s'y conformer durant toutes les heures de la journée, la plupart des balnéographes ayant pris à tâche de traiter tout au long les points les plus circonstanciés touchant le régime et la diète afin de dissiper toutes les craintes et d'éclairer tous les doutes du lecteur qui n'est pas initié dans la médecine. C'est au médecin des bains qu'il appartient, à notre avis, d'en instruire le malade, et nous n'imiterons pas l'exemple de nos prédécesseurs en nous bornant à esquisser légèrement les contours qui circonscrivent la ligne de conduite à suivre et en n'insistant que sur les points les plus éminens du régime *).

Le déjeuner léger qu'on prendra au tems indiqué par les circonstances doit toujours se conformer aux habitudes et à l'état respectif du malade. La plupart des alimens, dont le déjeuner consiste habituellement, ne sont pas incompatibles avec l'eau saline; mais les patisseries grasses et indigestes y seront cependant interdites.

Chacun remplira les loisirs du tems entre le bain et le dîner selon sa fantaisie, l'un ira s'entretenir avec ses amis ou se divertira à lire des livres qui égaient l'esprit, l'autre s'occupera à écrire des lettres tout en évitant de se livrer à des occupations sérieuses ou à des travaux qui fatiguent l'esprit.

Le dîner se prend ordinairement quatre ou cinq heures après le déjeuner. Il est toujours préférable de dîner en société en prenant part à la table-d'hôte que de dîner seul, parce que la gaîté de la conversation aidera puissamment à la digestion. A peine s'il est nécessaire de remarquer qu'il ne faut pas manger rapidement et de ne s'abandonner qu'avec modération aux jouissances de la table. Quant au choix à faire dans les alimens, il faut donner toujours la préférence aux mets de facile digestion sur ceux qui sont difficiles à digérer. C'est le médecin des bains qui aura à indiquer au malade tous les mets qui sont contraires à la

---

*) Le traducteur a jugé à propos de retrancher ici bien des passages qui ne faisaient que parodier la manière dont la plupart des balnéographies ont traité ce sujet et qui répugnent trop au génie de la langue française pour se prêter à une traduction littérale. C'est ce qu'il a dû faire aussi à d'autres endroits où il a été dans la nécessité de remanier tout à fait le texte allemand en négligeant à dessein dans la traduction bien des choses, qui ne lui semblaient point indispensables à l'intelligence de l'ouvrage.

nature de la maladie ou incompatibles avec l'usage des eaux salines. Sans entrer ainsi dans tous les détails, nous dirons seulement que tous les acides et tous les alimens acidifères sont interdits durant la cure. L'on devra s'abstenir par conséquent de toute nourriture contenant de l'acide, et seront défendus les salades, les concombres confits au vinaigre, du lait caillé et tous les mets préparés avec du vinaigre. Les mets farineux légers seront permis ainsi que le dessert quand il n'y a pas à craindre qu'ils soient incompatibles avec l'eau et qu'ils ne contrarient pas les effets de l'eau sur l'estomac. Le café n'étant pas interdit, les personnes qui sont accoutumées à leur demi-tasse après le dîner pourront la prendre sans danger.

En suivant le précepte ancien de l'école de Salerne : „*Post cœnam stabis vel passus mille meabis*“ chacun pourra employer les heures de l'après-dîner à sa fantaisie ; les uns sentiront le besoin du repos, les autres, ne craignant pas la chaleur d'été, aiment à faire des excursions dans les environs et vont même gravir sur les hauteurs qui entourent la vallée.

Le soir réunit de nouveau la plupart des baigneurs autour de la source. Après avoir pris les eaux, il leur sera encore permis de prendre la fraîcheur du soir et de se promener à leur aise, tout en ayant bien soin d'aller se coucher vers les 10 heures, pour pouvoir se lever de bonne heure. Le souper doit être assez frugal et se composer d'alimens faciles à digérer.

III. DU RÉGIME A SUIVRE APRES LA CURE.

Des secondes cures.

Il fut un tems, où l'on faisait suivre la cure des eaux salines immédiatement d'une autre cure. C'est que l'on s'imaginait follement alors de devoir rejoindre par les eaux ferrugineuses ce que les eaux alcalines avaient dissout. L'on est revenu de cette erreur depuis que l'on a appris à se conformer plus strictement aux indications générales thérapeutiques. Si la maladie n'est pas si avancée qu'il faudrait désespérer de la guérison et que l'usage des eaux salines soit conseillé absolument par la nature de la maladie et par l'état du malade, les eaux ne manqueront assurément pas leurs effets. C'est en faisant continuer au malade le régime convenable, approprié à la nature de la maladie et compatible avec l'usage des eaux minérales que l'on peut attendre avec confiance les effets secondaires de la source, sans que l'on soit forcé de faire appel à une seconde cure. Il est toujours à propos de faire suivre la cure d'un petit voyage d'agrément, attendu que le malade fera bien de rester encore quelque tems loin des affaires.

Mais si les eaux salines ne répondent pas à l'attente qu'on s'en était faite, il faut en chercher la cause ou dans l'opiniâtreté du mal ou dans l'erreur qu'on a commise en faisant choix des eaux de Kreuznach, qui n'y sont point appropriées à l'état du malade. C'est alors qu'il faudra recourir à d'autres remèdes ou à l'usage d'une autre source minérale, qui sera peut-être de meilleure efficacité.

Enfin, il n'y a que quelques cas isolés où il faut absolument une seconde cure. C'est au médecin qu'il appartient alors de bien peser toutes les circonstances du cas respectif avant de se décider pour une autre cure par laquelle il espère parvenir mieux à ses fins. La cure des raisins étant bien souvent un excellent moyen pour seconder les résultats de la cure, elle peut se prendre chez nous parce que les montagnes de Kreuznach sont parsemées de vignes produisant des raisins délicieux.

www.ingramcontent.com/pod-product-compliance
Ingram Content Group UK Ltd.
Pitfield, Milton Keynes, MK11 3LW, UK
UKHW020919180726
13838UKWH00002B/633